뇌박사 박주홍의 파킨슨병 이야기

뇌박사
박주홍의

파킨슨병
이야기

한의학박사&의학박사의
뇌질환 진단·치료·관리·예방 실천법

박주홍 지음

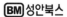

목
차

2장

파킨슨병 환자가 겪는
각종 장애

3장

파킨슨병과 함께
생활하기

4장

파킨슨병의 치료와 간병

5장

파킨슨병 통합
관리 클리닉

| 부록 |

파킨슨병 실제 치료 사례

머
리
말

파킨슨병에 걸린 분들과
뇌 건강을 위해 노력하는 분들에게 전하는 이야기

　의료 기술이 빠르게 발전하고 있지만, 건망증을 포함한 인지장애와 치매, 파킨슨병 등과 같은 뇌질환은 여전히 치료하기 힘든 질병이다. 애석하게도 치매뿐 아니라 파킨슨병 역시 고령이 되면 어쩔 수 없이 생기는 질환으로 오인해 병이 상당히 진행된 뒤에 병원을 찾게 된다. 따라서 건망증에서 시작된 증상이 발전해 치매라는 진단을 받았을 때는 이미 치료의 골든타임을 놓친 경우가 많아, 환자나 보호자 모두 힘들고 긴 투병 생활을 시작하게 된다.

흔히 파킨슨병과 치매는 완치할 수 없다고 한다. 그 이유가 무엇일까? 아직까지 파킨슨병과 치매의 원인을 확실하게 밝혀내지 못했기 때문이다. 파킨슨병과 치매의 대부분을 차지하는 알츠하이머성 치매는 환자가 숨을 거두고 난 다음에 부검해보았을 때만 확진 가능하다.

그렇지만 파킨슨병과 치매의 증상 중에는 치료 가능한 것도 있다. 또 파킨슨병에 걸렸다고 해서 그렇지 않은 사람에 비해 수명이 단축되는 것도 아니다. 물론 수명보다 더 중요한 삶의 질을 낮추는 여러 증상이 나타날 수 있다. 그렇지만 파킨슨병을 진단받았다 하더라도 절대로 낙담하지 말고 증상이 악화되지 않도록, 더 나아가 호전 가능한 증상은 적극적인 치료를 통해 회복되도록 평생 꾸준히 관리해야 한다.

뇌의 능력은 사람의 감정에 좌우된다. 그 때문에 늙었다고 생각하는 순간부터 노인이 된다는 말처럼 자신이 노화되었다고 생각하는 순간, 뇌의 능력도 함께 떨어진다.

필자는 20년 전부터 한·양방 통합 동시적 치료 시스템의 구축이라는 큰 줄기를 붙잡고 달려왔다. 한방과 양방의 의학 이론을 아우르는 통합적 뇌 의학 연구에 매진한 지도 벌써 20년이 지났다.

파킨슨병, 치매를 비롯한 뇌질환은 원인이 다양하고 복합적이다. 따라서 표면적인 증상만 확인하고 치료를 시작하기보다는 다각도의 종합적 검사로 질환의 진행 단계, 개인별 질환 원인 등을 정확히 진단해야 한다. 치료 또한 각 환자에게 맞는 체계적인 방법으로 이루어져야 한다.

　한의학에서는 우리 몸의 구조, 기능과 정신 중 한 곳에 문제가 발생하면 불균형이 나타나 다양한 질환을 유발한다고 이야기한다. 육체와 정신을 분리해서 생각할 수 없는 것처럼 뇌와 마음, 육체는 떼려야 뗄 수 없는 관계다. 즉 파킨슨병은 단순히 나이가 들면서 신체적인 뇌가 손상되어 나타나는 것이 아니라, 정신적 뇌 기능과 신체적 뇌, 육체적 질환이 종합되어 나타나는 것이다. 따라서 '완전한 뇌 건강'을 이루기 위해서는 정신적 뇌인 마음과 신체적 뇌인 육체의 건강이 어우러져야 한다. 이를 위해서는 삶의 질과 몸의 건강, 긍정적인 사고방식 등을 매우 중요한 요소로 보고 관리해야 한다.

파킨슨병을 진단받은 환자들은 병에 대한 두려움과 막막함으로 마음부터 약해진다. 이런 반응은 환자들이 치료에 적극적이지 않거나, 약에만 의지하고 일상생활을 위한 운동성 개선에 필요한 노력을 기울이지 않는 원인으로 작용한다. 그렇지만 사실 파킨슨병은 의료적 치료와 환자의 활동성을 높이는 전인적 치료를 병행해 증상을 완화하거나 상태를 호전시켜 삶의 질을 개선할 수 있는 질환이다. 환자와 의사, 그리고 보호자가 한마음으로 노력한다면 파킨슨병 역시 관리 가능하다는 믿음을 가질 필요가 있다.

　만약 이 책을 읽는 독자 여러분이 파킨슨병에 걸렸다면, 혹은 부모님이나 주변 사람이 파킨슨병 진단을 받았다면 무엇부터 시작해야 할까? 당연히 가장 먼저 파킨슨병에 대해 공부해야 한다. 책도 찾아보고 논문도 찾아보고 인터넷에서 자료도 검색하면서 연구해야 한다. "병은 숨기지 말고 자랑하라."라는 말이 있다. 자신이나 부모님이 파킨슨병에 걸렸다는 사실을 주변 사람들에게 알리고 적극적으로 이해와 도움을 요청하라는 뜻이다. 질병에 걸렸다고 세상에서 도망치는 것은 지극히 어리석은 행동이다. 오히려 물건을 사러 가거나, 횡단보도를 건널 때, 식당에서 주문할 때도 먼저 파킨슨병에 대해 이야기하고 도움을 받을 필요가 있다. 그리고 늘 긍정적인 마음을 가지도록 노력하기를 권한다.

'왜 내가 이런 병이 걸렸을까?'라는 원망은 파킨슨병을 안고 살아가는 데 1%도 도움이 되지 않는다. 긍정적인 태도를 기르도록 노력하고, 질병에 수반되는 우울증에 걸리지 않도록 주의하면서 힘을 내야 한다.

100세 시대에 건강의 가장 큰 걸림돌이라고 하는 파킨슨병, 치매, 뇌졸중(중풍)은 복합적인 증상을 보이는 3대 노인성 뇌신경계 질환이다. 이 세 가지 질환은 동떨어진 것이 아니라 나이가 들어가면서 서로 영향을 주고받을 수 있으므로, 통합적인 예방과 관리 대책이 필요하다. 그리고 이 세 가지 질환은 앞에서도 언급했지만 비단 신체적 뇌만 관리한다고 해서 해결되는 것이 아니라, 신체적 뇌를 움직이는 정신적인 뇌(마음)와 뇌를 받쳐주는 몸, 즉 뇌와 마음, 그리고 몸이 모두 건강해야 예방과 극복이 가능하다.

병원에서 뇌질환 관련 환자를 진료하고 보호자인 그 가족과 상담하다 보면 의학적으로 원내 치료를 꾸준히 받으라고 하면 좋겠지만, 방문하는 데 소요되는 시간과 비용 등의 문제 때문에 현실적으로 실효성이 떨어진다. 대신 눈으로 확인할 수 없는 기능적 저하와 증상의 개선을 위해 환자에게 평소 마음 챙김, 식습관, 생활 습관, 운동, 취미 활동 등과 같은 부분을 통합 관리하라고 권한다.

이 책은 파킨슨병 진단을 받은 환자와 그 가족의 긍정적 생각과 생활을 돕기 위해 기획되었다. 치료받는 동안 회복에 대해 긍정적으로 생각하도록 하고, 실제 회복에도 도움이 되었으면 하는 간절한 염원을 담았다. 치료할 수 있다는 신념을 가지고 행복한 삶을 영위하길 바라는 마음도 담았다.

끝으로 뇌와 마음, 그리고 몸을 함께 살피면서 파킨슨병과 치매를 극복하고자 하는 필자의 '동시적 통합 치료(숨 쉬는 건강한 뇌를 만드는 3·3·3 통합 치료)'의 이론적 토대를 형성하는 데 큰 도움을 주신 심신의학의 세계 최고 권위자인 미국 하버드대학교 의과대학 허버트 벤슨 교수님, 2011년 노벨 의학상 수상자이며 면역학의 세계 최고의 대가인 텍사스대학교 사우스웨스턴 메디컬 센터의 브루스 보이틀러 교수님, 통합 의학의 세계적인 석학 하버드 대학교 의과대학 피터 웨인 교수님, 시스템 생물학의 세계적 대가 영국 옥스퍼드대학교의 데니스 노블 교수님 등 많은 분들의 학문적 교육과 가르침에 깊은 감사의 말씀을 드린다.

파킨슨병 없는 행복한 세상을 꿈꾸며
한의학박사·의학박사·보건학석사 박주홍

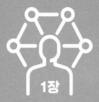

1장

파킨슨병이란
무엇인가?

**Parkinson's
Disease**

파킨슨병이란 중뇌의 흑색질(Substantia Nigra)에서 도파민이라는 물질이 생기지 않아서 발생하는 질환으로, 진전(손발 떨림), 강직(근육이 굳고 뻣뻣해짐), 서동증(몸동작이 느려지는 증상) 등의 운동장애가 나타난다. 1장에서는 파킨슨병의 원인과 증상 등에 대해 살펴보겠다.

파킨슨병은 어떤 병일까?

　파킨슨병 **Parkinson's Disease**은 알츠하이머병처럼 신경
퇴행성 질환으로, 중뇌의 흑색질에서 뇌의 신경전달물질
중 하나인 도파민 **dopamine**을 만드는 세포가 점점 줄어들
면서 발생하며, 진전 **tremor**(손발 떨림), 강직 **rigidity**(근육이
굳고 뻣뻣해짐), 서동증 **bradykinesia**(몸동작이 느려지는 증
상) 등의 운동장애가 나타나는 질환을 말한다. 흑색질은 뇌
간의 일부인 중뇌에 위치하는데, 뇌세포가 밀집되어 있으
며 손톱 정도 크기다. 이곳에서 신경전달물질인 도파민이
생성되어 기저핵 **Basal Ganglia**이라는 대뇌 부위에 공급되는

도파민 경로

세로토닌 경로

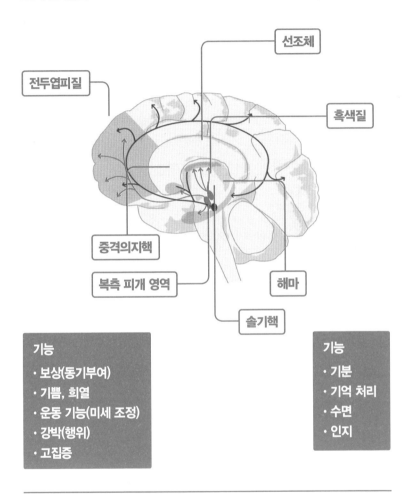

선조체

전두엽피질

흑색질

중격의지핵

복측 피개 영역

해마

솔기핵

기능
- 보상(동기부여)
- 기쁨, 희열
- 운동 기능(미세 조정)
- 강박(행위)
- 고집증

기능
- 기분
- 기억 처리
- 수면
- 인지

도파민 경로(파란색)와 세로토닌 경로(녹색)

데, 기저핵에 도파민이 결핍되면 파킨슨병이 생긴다.

하지만 도파민이 부족하다고 증상이 바로 나타나는 것은 아니다. 뇌의 도파민 농도가 80% 이상 감소하면 비로소 증상이 나타나기 시작한다. 따라서 안타깝게도 증상을 처음 느낄 때는 이미 적어도 수년 전부터 파킨슨병이 진행되어 왔다고 봐야 한다.

나이가 많이 들어 발병하는 파킨슨병은 대부분 유전적인 요소가 거의 영향을 미치지 않는다는 사실이 여러 연구를 통해 밝혀졌다. 하지만 40세 미만의 젊은 나이에 발생하는 파킨슨병의 경우 일부에서 유전적 요소가 관련된 것으로 알려져 있다.

파킨슨병은 질환이 천천히 진행되고 증상이 나타나기 때문에 노환이나 기력 쇠약 등으로 착각할 수 있다. 따라서 파킨슨병은 조기 진단이 매우 중요하다.

질병관리본부는 2018년 8월 '한국 파킨슨병의 현황과 미래' 보고서를 통해 국내 파킨슨병의 유병률이 10만 명당 27.8명에 달한다고 발표했다. 보고서에 따르면 60세 이상에서는 166명을 기록해 연령이 높아짐에 따라 환자 수가 폭발적으로 증가하는 것을 알 수 있다. 특히 여성의 유병률이 높으며 뇌혈관 질환이나 치매가 있는 경우 일반 노인에 비해 유병률이 4배 정도 높게 나타났다. 이 숫자는 인구 고령화와 더불어 해마다 증가하는 추세다.

그럼에도 파킨슨병 증상 발생 후 병원을 찾기까지 환자 또는 보호자의 인지는 늦어지고 있다. 안타깝게도 통계 자료에 의하면 파킨슨병 발병 후 병원 내원까지 평균 9.4개월이나 걸린다고 알려져 보다 빠른 진단이 시급하다. 이 때문에 파킨슨병 외래 환자 1명당 연간 의료 비용은 139만 원, 입원 환자 1명당 연간 의료 비용은 868만 원이 소요된다.

국민건강보험 통계 연보에 따르면, 파킨슨병으로 진료받은 환자의 수는 2004년 3만 9,265명에서 2010년 6만 1,565명, 2017년에는 10만 716명으로 10여 년 사이에 2.5배 이상 증가한 것으로 나타났다. 전문가들은 이처럼 파킨슨병 환자가 늘어나는 주원인으로 '인구 고령화에 따른 노인 인구 증가'를 들고 있다. 파킨슨병이 노화와 관련 있는 대표적인 신경계 퇴행성 질병이기 때문이다.

현재 파킨슨병의 국내 평균 발병 연령은 64.1세이고, 2019년 대한민국 기대수명은 82.4세로 보고되었다. 이를 감안한다면 진단 후 약 18년 동안 파킨슨병을 관리하면서 살아가야 한다는 뜻이다.

파킨슨병은 치매, 뇌졸중과 함께 대표적인 3대 노인성 뇌질환으로 꼽힌다. 그리고 4월 11일은 '세계 파킨슨병의 날'이다. 매년 4월 11일을 '세계 파킨슨병의 날'로 정한 이유는 단순하다. 이날이 영국 의사 제임스 파킨슨 **James Parkinson**의 생일이기 때문이다. 파킨슨병이 학계에 처음 보고된 것은 1817년이다. 그리고 현재 파킨슨병으로 고통받는 환자는 세계적으로 1,000만 명에 달한다고 한다. 파킨슨병은 현재 치료할 수 없는**incurable** 병으로 간주된다. 증상을 완화하는 약물은 있지만, 근본적인 치료제는 없기 때문이다.

의사이던 파킨슨이 이 병을 처음 발견한 것은 아니다. 파킨슨병은 고대에도 존재했지만 제임스 파킨슨이 최초로 기술했을 뿐이다. 이미 기원전 문헌에도 파킨슨병으로 보이는 질병에 대한 기록이 있다. 다만 먼 옛날부터 주목받았음에도 증상이 다양하고 환자의 개인차가 커서 하나의 질환으로 통합·정리되기까지 많은 시간이 걸렸던 것이다.

현대사회는 고령화, 노인 인구 증가, 평균수명 증가, 출산율 저하 등으로 노인성 질환이 사회문제로 대두되기 딱 좋은 환경에 처해 있다. 나이는 누구나 필연적으로 먹는 것이며, 노인성 질환은 결코 남의 일이 아니기 때문에 반드시 적극적으로 관심을 가져야 한다.

무서운 말이지만 엎친 데 덮친다고 파킨슨병과 치매는 약 40% 확률로 동반될 가능성이 높다. 실제 파킨슨병을 앓는 환자 중 약 40%가 치매로 전이된다고 알려져 있다. 두 질환 모두 노화와 뇌 기능 이상이 원인이라는 공통적인 특징을 가지고 있지만 엄연히 다른 병증이다. 두 질환을 모두 앓고 있다면 치료가 더욱 까다롭고, 더 나아가 치료가 불가능할 수도 있기 때문에 동반 질환이 나타나지 않도록 빠른 시간 내에 치료받는 것이 좋다.

파킨슨병에 걸리는 이유는 무엇일까?

아직까지 흑색질 신경세포의 변성이 일어나는 이유에 대해서는 확실하게 알려진 바가 없다. 파킨슨병 환자 중 약 15~20%가 친척 가운데 파킨슨병을 앓은 사람이 있는 것으로 나타나 유전적 원인도 작용한다고 볼 수 있으나, 대부분은 가족력이 없이 발생하며, 환경적 영향이나 독성 물질이 원인이 된다는 연구 결과도 있다. 그렇지만 모든 원인을 설명할 만큼 확실하지는 않다. 이처럼 뚜렷한 발병 원인을 모를 때 의학적으로 '특발성idiopathic(特發性)'이라는 말을 사용하는데, 파킨슨병 중 대부분이 이러한 특발성 파킨슨병에 해당된다.

보편적으로 노화가 원인이라고 생각되지만 30, 40대에도 발생할 수 있기 때문에 막연히 일반적인 노화 현상이라고만 보기도 어렵다. 그러나 병이 어떻게 진행되며 증상이 왜 출현하는지에 대해서는 상당 부분이 밝혀져 있다. 현재 우리가 정확히 알고 있는 것은 뇌의 깊은 바닥에 위치하는 중뇌라는 곳에 도파민이 부족해져 여러 가지 증상이 나타난다는 것이다.

좀 더 구체적으로 살펴보면 도파민을 만들어내는 중뇌의 흑색질이 손상되기 때문인 것으로 밝혀졌다. "왜 흑색질 세포가 손상되는가"라는 질문에 대해서는 권투 선수 무하마드 알리처럼 타격을 당해 뇌에 지속적인 외상이 생기는 경우와 독성 물질에 의한 뇌 손상, 그리고 뇌세포에 존재하는 미토콘드리아의 기능장애 등이 원인으로 지목된다.

뇌는 표면과 중간내면으로 나뉘어 있다. 과일로 치면 껍질이 있고 그 안에 딱딱한 씨앗이 있는 것처럼 뇌의 영역도 크게 두 부위로 나눌 수 있다. 피질에 이상이 생기면 뇌경색, 뇌출혈, 치매, 건망증이 나타나고 감각, 운동·언어 기능에 문제가 발생한다. 그리고 만약 깊은 중뇌에 문제가 있다면 파킨슨병이 발병한다. 중뇌의 흑색질은 감각기관으로 들어온 정보를 정리해 다시 피질을 통해 해당 근육 신경에 신호를 전달하는 역할을 하는데, 이러한 신호 전달은 신경과 신경 사이 신경전달물질로 이루어진다. 중뇌 흑색질은

10년마다 자연적으로 5% 사멸한다. 자연적이라는 말은 곧 뇌도 나이가 든다는 뜻이다.

만약 120세까지 생존한다면 중뇌 흑색질의 약 60~70%가 사멸하고, 그 결과 도파민을 포함한 신경전달물질을 분비하는 데 어려움이 생겨 파킨슨병이 출현한다. 즉, 이론적으로 보면 누구나 120세까지 생존한다면 무조건 파킨슨병이 발병한다고 할 수 있다. 어떤 이유로 흑색질의 도파민 세포가 자연적인 시간보다 빨리 사라진다면 나이와 무관하게 파킨슨병이 발병한다.

파킨슨병의 유병률과 발병률이 지속적으로 높아짐에 따라 이에 대한 연구가 지속되고 있다. 20~30년 안에 원인이 규명되고 획기적인 치료법이 개발될 것으로 보인다. 하지만 그 전까지는 되도록 빨리 발견하고 제대로 관리하며 치료하는 것이 최선이다. 그런데 노화가 파킨슨병과 일부 동일한 증상을 유발하기 때문에 노인의 파킨슨병을 진단하기 어렵다는 현실적인 애로점이 있다.

기저핵에 생기는 파킨슨병

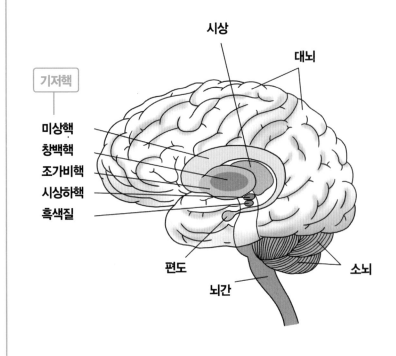

시상

대뇌

기저핵

미상핵
창백핵
조가비핵
시상하핵
흑색질

편도

소뇌

뇌간

기저핵은 뇌 내부 깊숙한 곳에 위치한 신경세포의 집합체다. 근육운동을 부드럽게 하고 자세 변경을 조정하는 데 도움을 준다. 뇌가 임펄스를 보내 근육을 움직일 때(예를 들어 팔을 들어 올리라는 명령을 내림) 임펄스는 기저핵을 통과한다. 모든 신경세포와 마찬가지로, 기저핵의 신경세포도 경로에 있는 다음 신경세포를 조정해 임펄스를 전송하는 화학 메신저(신경전달물질)를 방출한다. 이때 기저핵의 주요 신경전달물질이 바로 도파민이다. 도파민의 역할은 신경 임펄스를 근육까지 증가시키는 것이다.

기저핵의 신경세포가 퇴행하면 도파민 생성량이 줄어들고, 기저핵 신경세포의 연결이 감소한다. 이렇게 되면 기저핵은 정상적인 운동을 할 수 없어 떨림, 협응 상실, 느린 움직임, 운동 저하 및 자세와 보행 문제를 유발한다.

파킨슨병은 이런 기저핵의 일부인 흑색질이 소실되어 나타나는 만성 진행성 중추신경계 질환이다. 흑색질 세포는 도파민을 생성하는데, 도파민은 두뇌의 중요한 화학 전달물질로 뇌신경세포의 흥분 전달에 중요한 역할을 한다. 따라서 도파민이 부족하면 움직임을 조절하는 능력을 잃는다. 사고로 머리에 외상을 입어 흑색질이 파괴되어도 파킨슨병과 같은 증상이 나타난다.

파킨슨병의 초기 증상에 주목하라

　파킨슨병의 초기 증상에 주목해야 하는 이유는 앞서 말한 바와 같이 도파민이 부족하다고 해서 증상이 바로 발생하는 것은 아니며, 증상을 처음 느낄 때는 파킨슨병이 적어도 수년 전부터 진행되었다고 보기 때문이다.

　파킨슨병의 증상은 나이가 들면서 나타나는 노화 현상과 구분하기 어려워 진단을 내리기가 쉽지 않다. 게다가 일반적으로 파킨슨병은 미세하게 시작해 서서히 진행된다. 증상도 조금씩 나타나기 때문에 노환이나 기력 쇠약 등으로 착각할 수 있고, 유사한 질환이 매우 많아 다른 병으로 착각하는 일도 많다. 그러나 이러한 노화 현상과 비슷해 보이는 증상 외에도 몇 가지 특징적인 증상이 나타난다. 일단 다음 징후 중 하나 이상이 나타난다면 반드시 병원을 방문해 상담받아야 한다.

떨림

손가락, 손 또는 턱에 약간의 떨림이 있다. 일반적으로 두 손을 편안하게 둔 상태에서 한쪽 손이 떨리는 증상이 나타난다. 쉬는 동안 일어나는 떨림은 파킨슨병의 흔한 초기 징후다. 스트레스를 받거나 부상당한 경우, 장시간 운동을 한 후에 이런 증상을 보이기도 한다. 다른 질환과 헷갈릴 때는 차이점을 주의해서 관찰할 필요가 있다. 파킨슨병에 의한 떨림은 작은 물체를 손가락 사이에 넣고 굴리는 것처럼 손이 움직이는 것으로 나타나는 경우가 종종 있다.

작은 필체

손의 소근육을 제어하는 데 어려움을 겪기 때문에 셔츠 단추 채우기나 신발 끈 묶기처럼 매일 하는 일이 점차 어려워진다. 단순히 근육이 쇠약해졌기 때문이라고 착각할 수 있으나, 파킨슨병 환자 중 대부분은 글씨를 쓸 때 펜으로 획을 시작하고 유지하는 것이 어렵기 때문에 글씨 자체가 작아진다. 그에 따라 필기한 글자가 과거와 비교해서 훨씬 작

아지고 단어 간격이 줄어드는 등 지면에 단어를 쓰는 방식
이 바뀐다.

수면장애

잠을 자다가 자꾸 깨는 일이 생긴다. 또는 수면을 취하는
중 소리를 지르거나 몸을 심하게 움직여 주변 사람이 놀라
기도 한다. 수면과 관련해 비교적 두드러지게 관찰되는 것
은 다리 감각에 이상을 느끼거나 주기적으로 다리 운동에
이상을 느껴 잠을 깬다는 것이다. 이러한 하지불안증후군
은 파킨슨병 환자 중 약 20%에서 나타나며 수면의 질을 떨
어뜨리고 불면증을 유발한다.

뻣뻣함

근육이 뻣뻣해져 운동하기 힘들어진다. 특히 움직임이
느려지고 움직임을 시작하기가 어려워져, 자꾸 움직임을
꺼리게 된다. 자세가 구부정해지고 균형을 유지하기 힘들
어지며 앞이나 뒤로 넘어지기도 한다. 이런 경직과 이동성

감소로 근육통과 피로가 유발된다. 또 일상적인 일에 방해를 받기 때문에 옷을 입거나, 머리를 빗거나, 음식을 먹거나, 양치질을 하는 데 일반인보다 훨씬 더 많은 시간이 걸린다.

배뇨장애 및 변비

가장 흔히 경험하는 증상은 배뇨장애다. 소변이 방광에 가득 차 있어도 잘 안 나오거나, 반대로 방광에 소변이 없어도 자꾸 소변을 보고 싶은 증상, 소변을 실수하는 요실금 등 다양한 배뇨장애가 나타난다. 흔히 노인에게 잘 나타나는 전립선비대증 등과 혼동하는 경우도 종종 있다. 의사에게 증상을 자세히 설명해 적절한 검사와 치료를 받아야 한다. 변비도 파킨슨병 환자들에게서 흔히 나타나는 증상으로, 완하제나 식이요법 등으로 치료해야 한다.

표정

기분이 나쁘지 않은데도 하루 종일 심각하고 우울한 표정을 하고 있다. 종종 얼굴과 목 근육이 경직되며 삼키기가 어려워지기 때문에 침을 흘리거나 반대로 입을 벌리고 있어 목이 갈라지고 마르기도 한다. 단조로운 어조로 말하고 단어를 또렷이 말하기 어려워 더듬거린다. 또 입을 벌린 채 허공을 바라보고 눈을 자주 깜빡거리지 않는다.

현기증

전체적으로 혈압이 낮아지고 미세 조절 능력이 떨어져 갑자기 일어서면 뇌에 일시적으로 혈액이 부족해져 현기증을 느낄 수 있다. 이를 체위성 저혈압이라 하는데, 가만히 앉아 있거나 누워 있다가 일어설 때 혈액이 갑자기 하지로 쏠려 혈압이 강하되는 것을 말한다. 건강한 사람의 경우는 자율신경계로 조절할 수 있기 때문에 이런 현상이 발생하지 않지만, 파킨슨병 환자에게는 자율신경계의 이상으로 이런 증상이 흔히 나타날 수 있다. 이런 경우 '핑 도는 듯한' 어지러움을 느낀다. 흔히 갑자기 일어설 때 현기증을 느끼기도 하지만, 현기증이 정기적으로 일어난다면 진단을 받아봐야 한다.

감각 이상

파킨슨병 환자에게 흔히 나타나는 증상은 통증이다. 주로 팔다리·허리·목 근육 통증을 호소한다. 이외에도 주로 다리에서 불쾌한 열감을 느끼거나 반대로 찬 기운을 감지할 수 있다. 벌레가 피부 위로 기어가는 듯한 감각 이상 증상, 피부가 심하게 가려운 증상도 나타날 수 있는데, 이런 증상은 주로 밤에 나타나 수면 부족을 유발한다.

후각 기능 상실

파킨슨병 환자는 특정 음식의 냄새를 잘 맡지 못한다. 본인은 자신이 후각 기능을 상실했다는 사실을 인지하지 못하고 한참 뒤에야 아는 경우도 있다. 감기, 독감 또는 코막힘으로 코의 기능이 일시적으로 떨어지지만, 상실되지는 않는다. 후각장애나 후각 저하는 거의 모든 파킨슨병 환자에게서 나타나며 파킨슨병이 발병하기 전이라도 후각장애나 후각 저하가 나타났다면 나중에 파킨슨병이 발생할 위험이 3배 이상 높다고 알려져 있다.

파킨슨병은 5단계로 진행된다

파킨슨병 역시 다른 퇴행성 질환과 마찬가지로 시간의 흐름에 따라 계속 악화된다. 다만 환자의 나이, 발병 원인, 생물학적 요인에 따라 병 진행 속도에 차이를 보일 뿐이다. 따라서 파킨슨병의 진행 속도는 사람마다 다르다.

파킨슨병을 치료하고 연구하는 학자와 의료인은 학술적으로 운동 증상의 심한 정도에 따라 파킨슨병을 5단계로 구분한다. 주의할 점은 파킨슨병의 병기와 암의 병기는 개념이 다르다는 것이다. 질병 경과를 특징에 따라 나눈 시기를 병기라고 하는데, 보통 우리가 아는 시기는 잠복기, 발열기, 초기, 극기, 회복기 등이다. 파킨슨병은 암과는 달리 병기가 높다고 해서 약물 반응이 없는 것이 아니다. 파킨슨병 4기였던 환자도 약물 복용 후 증상이 호전되면 1기가 되기도 하기 때문이다.

1, 2기는 초기로 적극적인 치료를 통해 진행을 멈추어 정상 생활을 할 수 있는 단계로 보며, 3기는 보행장애와 종종

걸음이 나타나면서 일상생활에 불편을 주고 삶의 질이 급격히 떨어지는 시기다. 4, 5기는 휠체어에 의존하거나 침대에 거의 누워 있는 단계다. 실제 치료를 받으면 4, 5단계까지 진행되는 경우는 드물며 대개 2, 3단계를 유지한다.

병 진행 속도를 늦추려면 자신에게 가장 잘 맞는 개인별 맞춤 치료 방식을 적용하고, 일상생활에서 치료를 위한 최적의 환경을 조성하며, 조금이라도 진행을 억제할 수 있는 방법을 실천한다. 또 긍정적 태도를 가지는 것이 중요하다.

1기

떨림이나 강직이 왼쪽 또는 오른쪽 중 한쪽 팔이나 다리에만 나타난다. 이때는 일반적으로 일상 활동을 방해하지 않는 경증 증상으로 나타난다. 자세, 보행 및 얼굴 표정이 변화하고 미세 동작이 둔해진다.

2기

떨림을 비롯한 증상이 양쪽 모두에서 나타난다. 근육이

굳고 구부정한 자세로 균형 잡기가 힘들어진다. 걷는 데 문제가 있고 자세가 나빠질 수도 있다. 이때부터 일상생활이 약간 불편해진다. 다른 사람의 도움 없이 혼자 움직일 수 있으나, 일과에 소요되는 시간이 길어지며 증상이 악화되기 시작한다.

3기

동작이 눈에 띄게 느려지면서 목소리가 작아지고 삶의 질이 급격히 저하된다. 보행에 장애가 있고 균형을 유지하기 어려워 넘어질 듯 비틀거린다. 몸의 중심을 잡기 힘들고 방향을 전환하는 것도 힘들어진다. 집 안에서는 특별한 도움 없이 지낼 수 있으나, 식사할 때는 일정 부분 도움을 받아야 한다.

4기

혼자 잘 일어나지 못해 보조 기구가 필요하나 어느 정도 독립적인 움직임은 가능하다. 그렇지만 일상 활동에 도움이 필요해 혼자 생활할 수 없다.

5기

독립적인 활동이 거의 불가능하고 휠체어가 필요해진다. 모든 활동에 간호가 필요하며 주로 침대에서 생활하게 된다. 다리가 뻣뻣해지는 증상이 심해져 서거나 걸을 수 없다. 또 환각과 망상을 경험할 수 있다.

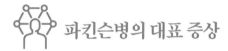 파킨슨병의 대표 증상

앞에서도 언급했듯 파킨슨병의 대표적인 증상은 안정 시 떨림, 근육 강직, 그리고 몸동작이 느려지는 서동증 등의 운동 장애라고 할 수 있다. 특히 안정 시 떨림을 파킨슨병 특유의 주요 증상으로 본다. 안정 시 떨림은 운동을 하지 않는 상태에서 떨리는 것을 말한다. 침대에 누워 있을 때 손 혹은 발을 떠는 경우나 단순히 걷는 도중 손이 떨리는 경우를 말한다.

진전(振顫, 떨림)

파킨슨병의 대표적인 증상으로 손발이 떨리는 것이다. 떨리는 증상은 1초에 5회 정도로 규칙적으로 나타난다. 초기에는 몸의 좌우 어느 한쪽만 가볍게 떨리는 경우가 많다. 그 때문에 주로 쓰는 팔이 아닌 반대쪽이 떨릴 때는 본인도 자각하지 못하는 경우가 있다. 일반 본태성 떨림보다 진동 수가 적은데, 주로 편한 자세로 앉아 있거나 누워 있을 때 나타나고, 손 혹은 다리를 움직이면 사라지거나 감소한다. 움직일 때보다 안정을 취할 때나 긴장할 때 더 자주 나타나며 손, 발, 턱, 혀, 머리, 어깨 등의 부위에서 나타난다. 알약을 빚는 환약말이 떨림 **pilling rolling**(손 모양이 환약을 조제하는 것과 같아진다고 해서 붙은 이름으로, 엄지손가락이 안쪽으로 굽어진 채 떨리기 때문에 손가락 끝으로 뭔가를 둥글게 마는 것처럼 보인다)이 특징이다. 떨림은 파킨슨병 환자의 약 70%에서 나타난다. 이 증상은 스트레스받을 때 증가하고 수면 중에는 사라진다.

강직(強直, 굳음)

말 그대로 몸이 뻣뻣해지는 것을 말한다. 어깨, 무릎, 등이 딱딱하게 굳어 움직임이 부자연스러워진다. 관절을 돌리면 마치 톱니바퀴를 돌리는 것처럼 저항감과 통증이 느껴진다. 그래서 '톱니바퀴성 강직Cogwheel Rigidity'이라 불리기도 한다. 다른 사람이 환자의 팔을 펴려고 할 때 마치 일부러 안 펼치려고 힘을 주는 듯한 느낌을 받는다.

서동증(徐動症, 느려짐)

행동이 느려진다. 섬세한 동작이 줄어들고 행동 속도가 상당히 느려져 움직이는 도중 멈추기도 한다. 일단 정지 상태가 되면 몇 시간이고 그대로 꼼짝도 하지 않고 같은 자세를 유지한다. 또 사물이 점차 작게 보여 단추를 끼우는 것과 같이 미세한 움직임이 갈수록 서툴러진다. 목소리가 작아지기도 하고, 걸을 때 보폭이 좁아지며 팔의 흔들림도 감소해 구부정한 자세를 취하게 된다. 눈을 깜빡이는 횟수도 줄어 늘 무표정하고 화가 나 보이며, 일부 환자는 세상사에 완전히 무관심한 듯한 모습을 보인다.

자세 불안정

자세를 유지하지 못하고 쉽게 넘어진다. 정상적인 뇌는 몸의 균형이 깨졌을 때 급히 명령을 내려 넘어지지 않도록 반사적으로 반응을 일으키게 한다. 몸의 중심이 한쪽으로 지나치게 기울면 뇌는 순간적으로 판단해 기운 쪽으로 발을 내디뎌 몸을 지탱하거나 방어하기 위해 손을 내밀도록 한다. 그런데 파킨슨병 환자는 뇌의 이런 명령이 몸에 원활히 전달되지 않아 막대기가 넘어지듯 '딱' 하고 넘어진다. 또 걸으면서 지갑을 꺼내는 등 동시에 두 가지 동작을 하지 못하고 멈춰 설 때도 있다. 때로는 손가락이나 발가락이 꼬이기도 한다.

본태성 떨림과 파킨슨병 증상의 차이

운동을 하려는 순간에 떨리거나, 힘을 줄 때 떠는 것을 본태성 떨림이라고 한다. 본태성 떨림은 예전에 흔히 말하던 수전증에 가까우며, 안정 시보다는 동작을 하려고 할 때 떨림이 심해지고, 술을 마시면 떨림이 줄어드는 특징이 있다. 본태성 떨림은 점차 심해진다거나 보행장애를 일으키지 않기 때문에 삶의 질에 크게 영향을 주지 않는다.

원인이 명확하지는 않지만, 손이 떨리는 본태성 떨림 환자는 노인들에게서 비교적 많이 볼 수 있다. 본태성 떨림과 파킨슨병 증상의 차이를 살펴보면 다음과 같다.

• **본태성 떨림** : 컵을 잡거나 글씨를 쓰려고 하면 떨리지만, 안정을 취하면 나아진다. 1초에 10회 정도 빠른 속도로 떨리며 좌우대칭으로 나타난다. 머리가 흔들리거나 혀가 떨리는 경우도 있다.

• **파킨슨병** : 자고 있을 때를 제외하고는 안정을 취해도 증상이 계속된다. 떨림은 1초에 5회 정도 나타나며 처음에는 한쪽 손발부터 시작된다. 그러다 서서히 양쪽으로 진행되며, 좌우의 정도가 다르다.

사실 근육이 떨리는 원인은 다양하다. 여러 원인으로 파킨슨병과 비슷한 증상을 보이는 경우가 있다. 그러니 무조건 근육이 떨린다고 해서 파킨슨병이라고 생각하면 곤란하다. 다른 질환이 원인이라면 치료법이 완전히 달라지기 때문이다. 이 경우 파킨슨병 치료약을 사용하면 오히려 증상이 악화될 수도 있으니 주의해야 한다.

파킨슨병으로 잘 알려진 사람들

전 세계적으로 65세 이상 인구의 약 1~2%, 1,000만 명이 넘는 사람들이 파킨슨병을 앓는 것으로 추정되지만, 파킨슨병에 대한 이해는 대부분 언론에 나오는 것에 국한된다. 권투선수 무하마드 알리, 교황 요한 바오로 2세 등 유명 인사들이 파킨슨병 환자로 알려지면서 최근 우리나라에서도 파킨슨병에 대한 관심과 인식이 높아졌다.

2012년 혈관 파킨슨병으로 진단받은 조지 부시 전 미국 대통령은 94세의 나이로 사망했다. 당시 부시는 역사상 가장 오래 살아 있는 대통령이었다. 우리에게 잘 알려진 유명한 코미디언이자 배우 로빈 윌리엄스도 안타깝게 파킨슨병에 따른 우울증으로 자살했다.

한편 영화 〈백 투더 퓨쳐〉로 1980~1990년대를 풍미한 청춘스타 마이클 J. 폭스는 29세에 파킨슨병의 발병을 알아차렸다. 1991년 파킨슨병을 진단받은 그는 희망을 잃지 않고 파킨슨병을 앓는 환자들을 위해 자신의 이름을 딴 '마이클 J. 폭스 재단The Michael J. Fox Foundation'을 설립했다. 재단을 통해 모금한 금액은 파킨슨병의 치료법과 원인 규명, 신약 개발 및 유전자 연구 등 다방면의 연구를 후원하는 데 사용되고 있다.

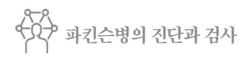

파킨슨병의 진단과 검사

현재까지 알려진 파킨슨병 진단 방법은 임상 증상을 통해 판별하는 것이다. 파킨슨병의 주요 임상 증상이 떨림, 근육 강직, 그리고 몸동작이 느려지는 운동장애이기는 하지만, 앞에서도 말한 것처럼 증상 중 모호한 것이 많기 때문에 초기에 파킨슨병으로 진단받기는 어렵다.

경험이 많은 의사는 파킨슨병과 유사한 본태성 떨림이나 파킨슨증후군 등의 질환과 구별할 수 있으며, 전형적인 파킨슨병의 경우 임상 증상과 신경학적 검사만으로 충분히 진단할 수도 있다. 그렇지만 임상 증상이 유사한 2차 파킨슨병이나 비정형 파킨슨증후군이 많기 때문에 다양한 임상 및 검사 소견을 이용한 감별 진단이 중요하다.

파킨슨병을 감별하기 위한 검사로는 갑상샘 기능 검사, 혈액 화학 검사, 뇌 자기공명영상 MRI, 자율신경계 검사, 윌슨병 검사 등이 있다. 최근 들어서는 도파민 부족을 확인하기 위해 핵의학 검사인 PET−CT나 SPECT를 시행하기도 한다.

CT 촬영이나 MRI는 물론 PET-CT, SPECT를 이용한 도파민 운반체 영상을 활용하는 진단 기술이 많이 발전했지만, 현재로서는 환자의 특징적 증상에 대한 병력 청취와 함께 전문의의 검사 소견이 가장 정확하다고 할 수 있기 때문에 확진은 의사의 임상적 판단에 맡긴다.

대부분의 파킨슨병 증상은 도파민 약제 투여로 상당 부분 호전되는데, 이러한 도파민 약제 투여에 의한 증상 호전 유무가 파킨슨병을 확진하는 데 도움이 되기도 한다. 그 밖의 뇌질환 진단에 많이 이용되는 MRI나 CT 등 기타 검사는 대부분 보조적인 수단으로 파킨슨병 자체를 진단하기보다는 파킨슨병과 혼동할 수 있는 다른 질환을 감별하기 위해 이용된다.

도파민 신경세포는 절반으로 줄어들 때까지도 별다른 자각증상이 없고 진찰을 통해서도 감지할 수 없지만, 그 이상 줄어들면 파킨슨병 증상이 나타난다. 그 때문에 도파민 신경세포의 소실을 눈으로 확인할 수 있는 도파민 PET 검사가 파킨슨병 조기 치료를 시작하는 데 매우 유용하게 활용

된다.

　파킨슨병은 희귀한 병이란 인식과 달리 65세 이상 노인 중 약 1%가 걸릴 정도로 드물지 않은 질병이다. 심지어 30~40대에 진단받는 환자도 있다. 따라서 파킨슨병에 대한 사회적 인식 수준을 높이고, 적절한 검사를 통해 조기에 발견해 치료를 시작하는 것이 무엇보다 중요하다.

　앞에서 말한 것처럼 일반적인 질환과 다르게 파킨슨병은 어느 정도 진행된 후 진단되는 경우가 많고, 여타 질환에 비해 환자 수가 많지 않으며, 초기부터 통증 등 심한 증상이 나타나지 않기 때문에 아무렇지 않게 여겨 지나치는 경우가 대부분이다. 그렇지만 모든 질환이 그렇듯 조기에 진단하고 치료하는 것이 예후에 긍정적으로 작용한다.

 파킨슨병의 치료

　어떤 병이든 올바로 이해하는 것이 치료의 첫걸음이다.

파킨슨병 역시 병에 대해 바로 알고 대처하는 것이 중요하다. 파킨슨병은 정확한 정보의 부족으로 오해를 많이 하는 병 중 하나다. 파킨슨병에 대한 오해 중 대표적인 것이 생명에 지장이 있다고 생각하는 것이다. 그렇지만 파킨슨병은 생명에 지장을 주는 병은 아니다. 파킨슨병이 직접적인 원인이 되어 사망하는 일은 없다는 뜻이다.

파킨슨병은 심장이나 호흡 등과 같이 생명 유지에 필수 불가결한 기능에 영향을 미치지 않는다. 뇌경색이나 동맥경화 등 혈관 질환은 생명과 관계가 있지만, 파킨슨병은 활동하는 데 불편을 주기는 해도 직접 생명에 영향을 미치지 않는다. 그러나 파킨슨병으로 인한 폐렴, 욕창, 요로감염 등 합병증으로 사망에 이를 수 있으므로 꾸준한 관리가 필요하다.

파킨슨병 환자라도 수명은 건강한 사람과 별 차이가 없다. 최근에는 좋은 약이 많이 개발되고 치료법이 눈부시게 발전했다. 일상생활의 불편을 덜어주는 다양한 기구도 나와 있어 예전처럼 생활할 수 있다. 덕분에 누워 지내는 경우도 상당 부분 줄어들었고, 일을 계속하는 사람도 많다.

파킨슨병이 발병하면 완치되지는 않지만, 대부분 악화되는 속도가 매우 느리므로 적절한 치료를 통해 증상을 잘 관리하면 오랜 기간 큰 불편 없이 사회생활을 할 수 있다. 환자의 증상, 기능장애 정도, 운동 능력 평가, 일상생활 평가, 약물에 대한 반응성, 그리고 예상되는 예후 등을 고려해 환자 개개인에게 맞는 최선의 치료법을 선택하면 된다.

파킨슨병의 치료에는 크게 약물치료, 물리치료, 그리고 수술치료 등이 있다. 가장 대표적인 기본 치료는 약물치료다. 약물로 조기 치료할 경우 질병의 진행을 늦출 수 있다. 약물치료 중 효과가 가장 뛰어난 약물은 도파민성 약물인 레보도파 제제다. 그러나 레보도파 제제를 장기간 복용하면 초기에 비해 효과가 유지되는 기간이 짧아지거나 팔다리가 꼬이는 이상운동증 dyskinesia(무도(舞蹈)증, 보행 이상, 발음장애, 음식물을 삼키기 어려운 증세)을 겪게 되므로 주의해야 한다. 환자의 일과와 운동 능력을 정확히 평가해 적절한 용량을 정확한 시간에 복용해야 최대 효과를 기대할 수 있다.

또 하나의 치료법이 수술치료다. 약물치료는 처음 3~5년 정도는 효과가 좋지만 차츰 떨어져 하루 3회 복용으로는 약효가 발휘되지 않기도 한다. 이후 좀 더 지나면 뇌신경이 약에 과민해져 팔다리가 꼬이고 원하지 않는 움직임을 보이는 이상운동증이 나타난다. 이 시기가 되면 약물의 용량이나 복용 횟수를 조절하는 것만으로는 일상생활을 유지하기 어렵기 때문에 수술치료의 필요성을 고민하게 된다. 그러나 수술치료는 약물치료를 충분히 한 후 반드시 필요한 경우에 한해 고려해야 한다. 우리나라에서 2005년부터 보험을 적용받는 '심부뇌자극술'은 과민해진 뇌 부위를 전기로 자극해 신경전달을 차단하는 수술이다. 수술하면 파킨슨병 증상이 즉각 호전되며 치료 약물의 용량을 줄일 수 있다. 또 이상운동증과 운동 동요 같은 후기 운동 합병증의 발생을 감소시킬 수 있다. 그러나 다른 뇌수술과 같이 수술 자체로 인한 합병증이 1~5% 정도 발생할 수 있으므로 꼭 필요한 환자에 한해 경험이 풍부한 의료진에게 수술을 받는 것이 좋다.

물리치료는 굳은 근육과 관절을 풀고 운동량을 증가시켜 증상을 호전시키는 치료법이다. 파킨슨병 환자는 말하기와 삼키기, 전체적인 근육 긴장성 완화를 위해 물리치료가 필요하다. 이런 운동은 질병의 진행을 막지 못하지만, 운동장애를 줄일 수는 있다. 또 환자의 감정적인 면에도 좋은 영향을 미친다. 물리치료 외에도 체조, 걷기, 수영 등 본인이 좋아하고 체력에 맞는 운동을 택해 매주 3회 이상 규칙적으로 시행하면 도움이 된다. 운동은 특별한 준비 없이 집에서 할 수 있는 것을 선택해도 좋은데, 규칙적으로 하는 것이 중요하다.

　무엇보다 병을 두려워하지 않고 매일 활기차게 지내는 것이 파킨슨병 치료에 좋은 영향을 미친다는 사실을 잊지 말자. 불안한 마음으로 혼자 끙끙대지 말고 가족이나 주위 사람들에게 자신의 병을 알리고, 다른 사람들에게 미안해하기보다는 감사하는 마음으로 꾸준히 운동하자.

파킨슨병은 완치 불가능하다?

파킨슨병의 증세를 완화하는 약물이 널리 쓰이고 있지만, 안타깝게도 아직 완벽하게 회복시키는 약물은 없다.

도파민은 소화관을 통과하면서 분해되기 때문에 뇌까지 도달하지 못한다. 그래서 도파민의 전구물질인 '엘도파'라는 약물을 복용하면 체내에 흡수된 다음 도파민으로 변해 뇌로 가는데, 뇌를 보호하기 위한 보호막 때문에 흡수한 성분 중 겨우 1%만 도달한다. 그래서 도파민이 뇌에 좀 더 잘 도달하도록 돕는 여러 보조 약물을 같이 투여한다.

이처럼 현재 파킨슨병의 주 치료법은 부족한 도파민을 약물로 보충해 증상을 완화하는 방법인 약물치료다. 약물치료는 5~10년 정도 진행하는데, 10년쯤 되면 내성이 생기는 것은 아니지만, 약효가 떨어진다. 약효가 발휘되는 시간이 짧아지면 복용량을 늘리거나 복용 횟수를 늘리는데, 그 부작용으로 졸린 증상이나 어지럼증, 구토 등이 나타나거나 약 기운이 있을 때 몸이 꼬이거나 흔들리는 이상운동증이 나타난다.

약물치료를 오래 진행해 이처럼 한계에 부딪힌 경우 수술치료를 고려하게 된다. 그러나 수술을 해도 약물치료는 유지해야 한다. 결국 도파민을 보충하는 것만으로는 증상 완화 이상의 치료 효과를 발휘하지 못하기 때문에 완치를 기대하기 어렵다. 하지만 환자의 삶의 질을 높이고, 건강하게 살아갈 수 있도록 하는 방법을 연구하고 있으므로 장래에는 반드시 치료법을 찾아낼 것이라 생각한다.

파킨슨병과 치매는 어떤 차이가 있을까?

파킨슨병과 알츠하이머성 치매(알츠하이머병)는 같은 신경 퇴행성 질환이지만 병이 시작되는 지점이 다르다. 알츠하이머병은 뇌 표면에서 발병해 깊숙한 곳으로, 파킨슨병은 뇌 깊숙한 곳에서 발병해 표면으로 병변이 퍼진다. 또 나이가 들면서 뇌 신경세포에 '시누클레인'이라는 독성 단백질이 쌓여 도파민을 생성하지 못하는 것이 원인인 파킨슨병과 달리 알츠하이머병은 '베타 아밀로이드'가 기억을 관장하는 해마의 기능을 위축시키는 질병이다. 해마 크기가 줄어드는 게 대표적인 알츠하이머병의 특징으로 기억력, 수행 능력 등의 인지 기능이 저하된다.

이 때문에 알츠하이머병은 흔히 생각하는 치매 증상인 인지기능장애로 시작해 운동장애를 동반하는 반면, 파킨슨병은 주로 운동장애 증상으로 시작해 인지기능장애를 동반한다. 알츠하이머병은 깜빡깜빡하는 증상으로 시작한다면 파킨슨병은 주로 손발 떨림 증상으로 시작한다는 뜻이다.

기억장애 증상에도 차이가 있다. 알츠하이머병 환자가 아무것도 기억하지 못한다면 파킨슨병 환자는 힌트를 주면 기억을 되살려낸다.

파킨슨병 환자에게 치매가 발병할 가능성은 일반인의 6배 정도로 높고, 지난 2002년 대한치매학회지 **Journal of the Korean Dementia Association**(2002, 1: 73-6)에 따르면 파킨슨병 환자 중 40% 정도에서 치매가 발생하는 것으로 보고되고 있기에 조기에 증상을 미리 숙지하고 예방·치료하는 것이 현명하다.

그런 이유 때문인지 환자들에게서 파킨슨병이 치매가 되느냐는 질문을 자주 듣는다. 결론부터 말하면 파킨슨병이 오래되었다고 반드시 치매로 진행되는 것은 아니다. 파킨슨병은 운동신경 이상으로 움직이는 데 불편을 겪을 뿐 치매처럼 지능이 떨어지거나 성격이 변하지는 않는다. 다만 파킨슨병이 진행되면 뇌에 전반적인 퇴행이 일어나 치매와 비슷한 증상을 보일 수는 있다. 알츠하이머병 환자는 언어장애, 실행불능증 등의 치매 증상을 보이지만 파킨슨병 환자에게서는 집중력 저하, 시각 공간 판단력 저하, 실행장애가 나타나고 생각하는 속도가 느려지는 치매가 나타난다.

그렇지만 고령화사회가 되면서 치매 환자가 매우 많아지는 추세 때문에 파킨슨병을 앓는 환자가 고령이 되면 치매나 중풍을 동반하는 경우가 적지 않다. 특히 파킨슨병 환자 중 나이 많은 사람이나 오랫동안 파킨슨병을 앓아온 사람에게서 치매가 잘 발생한다.

파킨슨병을 앓다 치매가 생긴 환자는 알츠하이머병과 달리 환시(사람이나 동물 등 헛것이 보임)가 흔하며 아침에는 멀쩡했다가 밤에는 치매 증상을 보이는 등 증상의 기복이 심하다. 가뜩이나 움직임이 느린 파킨슨병 환자에게 치매가 나타나면 일상생활을 독립적으로 유지하는 것이 다른 치매 환자보다 더 어려워지며, 이는 가정에서 환자를 돌보기 힘들게 하는 원인이 된다.

파킨슨병은 중풍인가?

중풍(中風)은 한의학 용어로 오랫동안 사용해왔으며 뇌졸중(腦卒中)과 같은 의미다. 뇌졸중이란 뇌 일부분에 혈액을 공급하는 혈관이 막히거나(뇌경색) 터짐(뇌출혈)으로써 그 부분의 뇌가 손상되어 나타나는 신경학적 증상을 말한다.

뇌혈관이 막히거나 혈관이 터져 출혈이 일어나면 한쪽 얼굴 혹은 손발이 마비되고, 말을 못하게 되거나 의식을 잃는다. 또 한쪽 팔, 다리 등에 힘이 빠지거나 저린 듯한 느낌이 들고, 어지럽고 자꾸 한쪽으로 쓰러지려고 하며 발음이 어눌해지고 한쪽 눈이 침침해지는 증상이 나타난다. 평소에 없던 두통이 갑자기 생기기도 한다.

중풍은 중추신경계에 생기는 병이라는 점에서 파킨슨병과 공통점이 있지만 급성으로 발병하는 질환으로, 발병 후 수십 년에 걸쳐 서서히 진행되는 신경 퇴행성 질환인 파킨슨병과는 다르다. 따라서 중풍은 파킨슨병과는 구별되는 질환이다. 파킨슨병은 그 자체가 직접적인 사망 원인이 되지 않는다는 점에서도 중풍과 차이를 보인다.

파킨슨병과 혼동하기 쉬운 질병

파킨슨병의 대표적인 증상이라고 할 수 있는 떨림 등이 나타나도 검사를 해보면 다른 질환일 때가 있다. 뇌질환으로 손발 떨림이 나타날 수도 있고, 흑색질 손상이나 약의 부작용 때문에 이런 증상을 보이는 경우도 많다.

뇌종양, 수두, 뇌혈관장애, 뇌의 외상 등으로 흑색질이 손상되거나 기능이 떨어지면 도파민 분비량이 줄어들면서 파킨슨병과 비슷한 증상을 보일 수 있다. 실제로 도파민 양이 정상 수치에서 20% 정도 줄어들면 파킨슨병과 같은 증상이 나타나는 것으로 알려져 있다.

흑색질 이외의 뇌 부위에도 심한 병변이 생겨 파킨슨병과 유사한 증상 외에 추가적인 신경계 증상이 나타나며 약물치료에 잘 반응하지 않는 경우가 많고, 파킨슨병보다 경과가 더 빠르게 진행되는 여러 질환을 합쳐 '파킨슨증후군 **Parkisonism**(파킨슨증)'이라고 부른다.

용어의 개념을 정리하자면 파킨슨증후군은 파킨슨병을

포함해 파킨슨병의 증상을 보이는 여러 질병을 아우른다고 보면 된다. 즉 안정 시 떨림, 강직, 서동증, 자세 불안정, 구부정한 자세, 직립반사의 소실 **Loss of Postural Reflexes** 등 6대 증상이 있으면 이를 파킨슨증후군이라고 정의한다. 파킨슨증후군의 대표적인 질환이 파킨슨병이다.

파킨슨증후군에는 파킨슨병처럼 퇴행성 뇌질환에 속하는 진행성 핵상마비 **PSP, Progressive Supranuclear Palsy**, 대뇌피질기저핵변성증 **CBD, CorticoBasal Degeneration**, 다계통위축증 **MSA, Multiple System Atrophy**, 미만성 루이 소체형 치매 **DLB, Dementia with Lewy Bodies** 등 비전형적 파킨슨증후군이 있다. 그 밖에 약제성(약물), 뇌혈관성(뇌졸중 등), 정상압수두증, 내분비계 질환, 감염성 질환, 혈관 질환, 호르몬 관련, 중금속 노출, 독소(연탄가스 등과 같은 독성 물질에 노출) 등 여러 원인에 의해 생기는 2차성 파킨슨증후군이 있다.

파킨슨병	공통 증상	파킨슨증후군
• 증상이 비대칭적이다 • 진행이 느리다 • 항파킨슨 제제에 반응이 좋다	• 행동이 느리다 • 경직 • 떨림 • 표정 변화	• 증상이 대칭적이다 • 자율신경계 이상 • 자주 넘어진다 • 항파킨슨 제제에 반응이 떨어진다

파킨슨병과 나머지 질환은 증상이 비슷하나 실제로는 완전히 다른 병이며 예후도 다르다. 따라서 치료법도 완전히 다르다. 대표적인 것 몇 개만 소개하겠다.

다계통위축증

50세 이상 노년층에서는 10만 명당 약 3명에서 발병한다고 알려져 있다. 평균 발병 연령은 53세 정도로 보통 50~60대에게서 주로 발병한다. 파킨슨 증상(동작이 느리고 사지가 뻣뻣해짐), 소뇌 증상(술 취한 사람처럼 비틀거리며 걷고 발음이 나쁨), 자율신경계 증상(성기능장애, 배뇨장애, 일어날 때 느끼는 어지럼증)이 복합적으로 나타나는 퇴행성 신

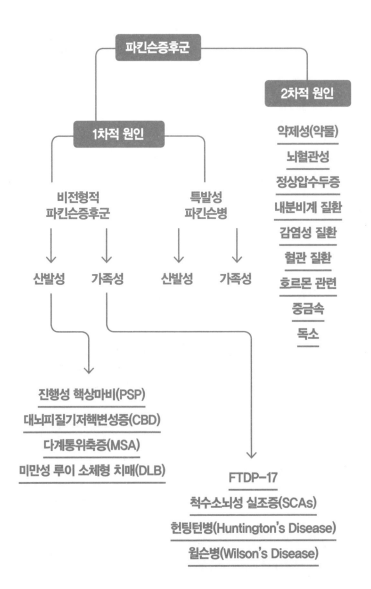

파킨슨증후군

2차적 원인

1차적 원인

비전형적
파킨슨증후군

특발성
파킨슨병

약제성(약물)

뇌혈관성

정상압수두증

내분비계 질환

감염성 질환

혈관 질환

호르몬 관련

중금속

독소

산발성   가족성   산발성   가족성

진행성 핵상마비(PSP)

대뇌피질기저핵변성증(CBD)

다계통위축증(MSA)

미만성 루이 소체형 치매(DLB)

FTDP-17

척수소뇌성 실조증(SCAs)

헌팅턴병(Huntington's Disease)

윌슨병(Wilson's Disease)

경 질환이다.

파킨슨병으로 잘못 진단받는 경우가 많으나 파킨슨병과는 다른 질환이다. 파킨슨병은 주로 흑색질 부위로 병변이 국한되어 있으나 다계통위축증은 흑색질 이외에도 선조체, 소뇌, 뇌간 등 여러 곳에 병변이 생긴다.

파킨슨병에 비해 진행 속도가 빠르며 특히 나이가 많은 상태에서 발병한 경우에는 예후가 더 좋지 않은 것으로 알려져 있다. 흔히 연하곤란이나 호흡장애 때문에 생기는 폐렴, 움직임의 제한 때문에 발생하는 욕창, 배뇨장애 때문에 생기는 요로 계통 감염 같은 합병증은 다계통위축증 환자의 가장 흔한 사망 원인이니 예방과 적절한 치료가 중요하다.

미만성 루이 소체형 치매

루이 소체는 신경세포 내 비정상적으로 인산화된 신경 섬유 단백질 및 유비퀴틴 ubiquitin 단백질과 뇌세포 사이에 신경전달을 돕는 단백질로 세포에 쌓이는 알파시누클레인 alpha-synuclein이 응집된 것인데, 파킨슨병에서도 관찰

되기 때문에 파킨슨병과 미만성 루이 소체형 치매는 임상적으로나 병리학적으로 유사한 질환이라고 생각된다.

파킨슨병에서 나타나는 운동장애 증상이 가볍게 나타난다. 만약 1년 이상 파킨슨 증상이 있다가 치매가 생기면 치매를 동반한 파킨슨병으로 진단하며, 파킨슨 운동장애 증상이 나타나고 1년 이내에 치매가 생기거나 치매가 파킨슨 운동장애 증상보다 먼저 생기면 미만성 루이 소체형 치매로 진단한다.

미만성 루이 소체형 치매 증상은 주위를 인식하지 못하고, 얼이 빠져 보이기도 하는 등 주의력과 명료함에 심각한 장애를 보이는 인지 기능 저하가 나타났다가 거의 정상에 가까운 상태로 회복되는 일이 반복적으로 나타나는 인지 기능 요동 현상을 보이거나, 반복적으로 사람, 동물 등 헛것이 보이는 환시가 나타나기도 한다. 또 실신을 반복하기도 하며, 일시적인 의식 소실, 망상, 우울증, 수면장애 등을 동반하기도 한다.

본태성 떨림

본태성 진전이라고도 한다. 뇌신경의 이상과 무관하게 손, 입술, 머리 등만 떨리는 질환으로 가족력이 있는 경우 발병 확률이 높아 가족성 진전이라고도 한다.

아직 원인은 밝혀지지 않았는데, 신체 부위가 본인의 의지와는 상관없이 규칙적으로 떨리는 것이다. 이런 증상은 근육이 반복적이고 규칙적으로 수축하기 때문에 일어난다. 건강한 사람들도 힘든 운동을 한 후 혹은 흥분하거나 불안할 때 진전을 경험하기도 한다. 그러나 일상생활에서 대부분의 시간을 진전으로 불편해한다면 본태성 떨림을 의심해 봐야 한다.

이 질병은 나이가 들수록 유병률이 높아지며 남녀노소 누구에게나 발병할 수 있다. 주로 40~50세에서 제일 흔히 발생하며 20~30대에도 나타난다. 발병률은 전체 인구의 1% 정도로 보고되며, 40세 이상에서는 5.5%, 60세 이상에서는 더 높을 것으로 본다. 여기에 해당 질병의 증상을 병이라고 생각하지 않거나 노환이라고 여겨 병원을 찾지 않는 사람들의 숫자까지 포함하면 훨씬 더 많은 사람들이 본태성 떨림을 겪는 것으로 추측된다.

본태성 떨림은 파킨슨병의 떨림에 비해 분당 떨림 횟수가 많은 편이다. 팔을 앞으로 쭉 뻗었을 때 심해지는 특징이 있으며, 떨림 외 경직이나 서동, 자세 불안정 등의 신경학적 증상은 없다.

윌슨병

구리 대사에 관련된 상염색체 열성 **Autosomal Recessive** 유전 질환으로, 구리가 몸 밖으로 배설되지 못해 체내 조직에 점진적으로 축적되는 질환이다. 13번째 염색체 이상으로 뇌와 간에 구리가 비정상적으로 축적되어 신경학적 이상 징후를 보이게 된다. 초기에는 간염이나 간 기능 이상이 나타나면서 간에 한계 이상의 구리가 축적되면 떨림은 물론, 발성 기관에 생긴 기능 이상으로 말하기 어려운 상태가 되는 구음장애 **Articulation Disorder**, 얼굴 근긴장 이상, 경직, 서동증이 나타난다.

헌팅턴병

유전성 뇌질환의 하나로 대부분 35~44세 성인에게서 시작되어 서서히 진행하는 이상운동증, 성격 변화와 치매를 보이는 질환을 말한다.

이 병은 수년에 걸쳐 점차 나빠지는데, 악화 속도는 각기 다르지만 한번 병이 시작되면 생존 기간이 15년 정도로 줄어든다. 보통 환자가 사망하는 것은 폐렴 때문인데, 환자가 기침을 해서 가래나 세균 등을 폐 밖으로 배출할 수 없기 때문이다. 특히 초기에는 안절부절못하거나 불안정한 행동장애가 나타나고, 공격성을 보이거나 우울해하는 등 감정 변화, 감정조절장애, 인지장애가 발생해 의사 결정력·집중력·기억력 저하를 보이기도 한다.

시간이 지나면서 손이나 다리가 원하지 않아도 저절로 움찔거리거나 떨리는 증상 등이 나타난다. 이와 같은 이상운동 증상이 점점 진행되면서 쉽게 넘어지거나 동작을 하는 데 불편함을 느끼며, 결국 걷지 못하게 되거나 말이 느려지고 불분명해지며, 삼키는 데 장애를 겪게 된다. 최근까지

'헌팅턴 무도증'이라 부르기도 했는데, 환자가 조절할 수 없는 증상 때문에 마치 춤을 추는 듯한 모습을 보이기 때문이다. 현재는 일반적으로 헌팅턴병이라고 불리며, 병명은 제일 처음 기술한 의사의 이름을 따서 붙인 것이다.

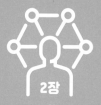

2장

파킨슨병 환자가
겪는 각종 장애

Parkinson's
Disease

파킨슨병 환자는 발을 끌거나, 멈춘 후 다시 움직일 수 없거나, 앞으로 넘어지는 등 보행과 이동에 어려움을 겪는다. 또 표정뿐 아니라 말하기, 글쓰기 등에도 장애가 나타난다. 식생활과 관련해서는 삼킴장애를 경험하기도 한다.

2장에서는 파킨슨병 환자에게 나타나는 각종 장애를 제대로 이해하는 시간을 가져보자.

파킨슨병 환자에게 나타나는 운동장애

　파킨슨병 환자는 질환의 특성상 발을 끌거나, 멈춘 후 다시 움직일 수 없거나, 앞으로 넘어지려고 하고 중심을 잘 잡지 못하는 등의 증상 때문에 보행과 이동에 어려움을 느낀다.

　몸이 떨리고 움직임을 늦추고 근육을 뻣뻣하게 만들기 때문에 이를 운동장애라고 하며, 파킨슨병의 가장 뚜렷한 증상이라고 할 수 있다. 파킨슨병은 신체의 많은 시스템에 영향을 미치며 증상은 사람마다 다르지만 보통 시간이 지나면 천천히 진행된다.

진전

진전이란 환자가 원하지 않는데도 신체 일부가 주기적으로 떨리는 증상으로 처음에는 대개 손발에서 시작해 때로는 턱, 혀, 입술에도 나타난다. 발병 초기에는 흥분했을 때, 긴장했을 때, 피곤할 때, 배고플 때 간헐적으로 일어나지만, 파킨슨병이 진행되면 지속적으로 나타나기도 한다. 수면 중에는 떨림이 없어진다.

강직

진찰하는 사람이 환자의 팔, 다리, 목 관절을 잡고 움직여보면 저항이 심해 뻣뻣하게 느껴지는 것을 말한다. 환자의 팔을 움직이면 납으로 만든 막대를 구부리는 듯한 느낌과 함께 톱니바퀴에 손가락을 댈 때 느껴지는 것 같은 강직이 감지된다.

서동증

몸의 움직임이 느려지는 증상으로 일상생활이나 사회생

활을 하기 힘들고, 삶의 질도 떨어진다. 해당 증상은 단순한 노화 현상으로 오해하기 쉬우며, 허리 디스크나 무릎 관절의 이상 같은 근골격계 문제 때문에 움직임이 느려지는 것으로 생각해 적절한 치료를 받지 못하는 경우가 있다.

자세 불안정 및 보행장애

파킨슨병이 진행되면 자세가 점점 심하게 불안정해진다. 환자는 누워 있거나 앉아 있다 일어설 때 자세가 불안정해 넘어지려고 한다. 파킨슨병 환자들은 허리를 앞으로 숙인 엉거주춤한 자세로 보폭은 짧아지고 발을 끌면서 걷고, 걸을 때 팔을 많이 흔들지 않거나, 팔을 몸에 붙이고 걷는다. 어떤 환자들은 계단은 잘 올라가는데 평지에서 보행을 시작할 때, 돌아설 때, 갑자기 방향을 바꿀 때, 예상치 못한 장애물이 나타났을 때, 좁은 공간을 지나갈 때 갑자기 발이 땅에 붙은 듯 떨어지지 않는 보행동결 증상이 나타난다.

파킨슨병 환자가 겪는 어려움 중 주요한 것은 운동장애일 것이며, 보행장애는 그중에서도 삶의 질을 급격히 떨어뜨리는 증상이다. 다음의 몇 가지 단계를 생각하면서 걸으면 도움이 되며, 발이 끌리고 걸려 넘어질 위험도 많이 줄어들 것이다.

- 두 발 사이를 30cm 정도 벌리고 몸을 수직으로 해 바르게 선다.
- 보폭을 넓게 걷는다는 생각을 하고 의식적으로 발을 높이 든다.
- 발끝을 올린 채 내려놓아 뒤꿈치가 먼저 지면에 닿도록 하고 앞꿈치 발가락을 내려놓는다.
- 팔을 발과 반대로 흔들면서 걸으면 걸음에 리듬이 생기며, 몸의 긴장을 풀어줄 것이다.

갑자기 몸이 움직여지지 않는다면

첫걸음이 잘 떨어지지 않는 현상은 파킨슨병 3기 전후에 자주 나타난다. 이를 보행동결이라고 하는데, 이 또한 약물 장기 복용과 관련이 있다. 첫발을 내디디려 해도 의지와는 반대로 걸음이 떨어지지 않고 초조해지며 더 움직이기 어려워진다. 이런 상황이 반복되면 자신감이 결여되어 외출을 꺼리게 된다. 그러므로 보행동결 증상으로 인한 심리적 압박은 반드시 극복해야 한다.

걸음을 시작할 때 혹은 조금 좁은 공간에 들어서려 할 때 갑자기 움직일 수 없는 보행동결 증상이 나타난다면 다양한 방법을 시도해보는 것이 좋다. 보행동결 증상이 나타났을 때는 바로 움직이려고 하기보다는 자세를 똑바로 한 후 다음 방법을 시도해보자.

- 심호흡을 크게 하고 천천히 다시 시도해보거나 제자리에서 발을 가볍게 구른 다음 자연스럽게 내밀어보자.
- 그래도 걷기 어려울 때는 조심스럽게 몸을 앞뒤로 흔들

거나, 뒤나 옆으로 걸어보자. 일단 보행동결을 푸는 것이 중요하다.

- 발이 떼어지지 않는다면 신경을 발끝에 집중해 발가락만 살짝 들어본다고 생각하고 움직여보자.
- 카운트다운을 해서 '하나'가 되면 걸을 수 있다고 생각하고 다섯부터 거꾸로 '다섯, 넷, 셋, 둘, 하나' 하는 식으로 세어보자.
- 걷는다는 생각을 아예 잊어버리고 그 자리에서 가볍게 춤을 추거나 휘파람을 불거나 노래를 작게 불러보자.
- 서너 걸음 정도 뒷걸음질을 친 후 다시 걸어보자.
- 만약 친구와 함께 가고 있다면 그 사람에게 자신의 몸을 약간만 앞뒤로 움직여달라고 하자.
- 작은 손전등이나 레이저 포인터를 발 앞에 비추고 있다고 생각하고 그 점을 따라간다는 마음으로 걸어보자.

앉았다가 일어나기 어렵다면

파킨슨병 환자들은 앉은 자세에서 일어나는 것을 어려워

하는 경우가 많다. 일단 집 안 의자를 푹 꺼지는 낮고 깊은 소파보다 팔걸이가 달린 적당한 높이의 딱딱한 것으로 모두 교체하는 것이 좋다. 일어서거나 앉을 때 너무 가볍거나 미끄러지기 쉬운 의자도 교체한다. 의자에서 일어날 때는 먼저 손으로 팔걸이를 잡고, 다리를 20~30cm 이상 벌린 후 엉덩이를 의자 앞쪽으로 끌어당긴 다음 몸을 앞뒤로 몇 차례 흔들면서 일어난다.

뒤돌아설 때 넘어지지 않으려면

파킨슨병 환자의 경우 걷다가 돌아설 때 중심을 잃고 넘어질 위험이 크다. 군인이 "뒤로 돌아!"란 구령에 바로 휙 도는 것처럼 신속하게 돌 수 없다. 젊은 학생들처럼 달리다가 뒤로 돌아서 뛰는 것은 더더욱 불가능하다.

파킨슨병 환자는 순간적으로 뒤돌아서지 말아야 한다. 그러기 위해서는 먼저 빨리 돌아서려는 마음을 다스리는 것이 중요하다. 조금 천천히 한다는 마음을 가지고 충분한 크기의 반원을 그리며 방향을 바꾸는 동작을 한다.

이때 만약 주변에 가족이나 간병인이 있다면 환자의 허락 없이 팔을 잡거나 도와주려고 하지 말아야 한다. 환자가 먼저 방법을 구체적으로 말하고 도움을 청할 때 응해야 하며, 물리적인 힘으로 환자를 움직이게 하는 것이 아니라 환자가 균형을 잡도록 도와준다는 마음으로 보조해야 한다.

계단을 이용할 때 보호자는 환자를 어떻게 도와야 할까?

도시의 고층 건물에는 대부분 엘리베이터가 있지만, 일상생활에서 계단을 이용해야 할 때가 더 많다. 파킨슨병 환자가 계단을 오르내릴 때는 난간을 잡도록 주의를 주며, 일반적으로 올라갈 때는 건강한 다리로 먼저 오르고, 내려갈 때는 약한 다리로 먼저 내려가도록 한다. 그리고 안전사고에 대비해 도와주는 사람은 올라갈 때는 환자 뒤에서, 내려갈 때는 환자 앞에서 안내하는 것이 바람직하다.

느려지는 동작에는 이렇게 대처하자

동작이 느려지면 남들은 답답하지만, 본인은 속이 터진

다는 말이 있다. 파킨슨병의 3대 증상인 서동증은 피할 수 있는 것이 아니라 관리해야 하는 증상이다. 이전보다 셔츠 단추를 꿰는 데 시간이 오래 걸리고 출근할 때 준비 시간이 길어진다. 목소리는 작아지고 눈을 깜빡이는 횟수가 줄어 주위에서 볼 때 화난 사람처럼 느껴진다. 동작이 느려지는 증상은 말로 표현하기 가장 어려운 증상으로 지속적이면서 만성적인 피로감, 발한 과다로 이어지기도 한다. 그나마 위로가 되는 것은 서동증이 나타나는 환자는 가장 불편한 증상인 떨림 횟수가 상대적으로 적은 편이라는 점이다.

동작 속도를 높이는 방법은 없지만, 반대로 생각하면 해결책은 간단하다. 하루를 1시간 먼저 시작하고, 어딘가로 이동해야 한다면 훨씬 더 여유 있게 시간을 조정하자. 만약 운전을 해야 한다면 덜 붐비는 시간에 움직이고, 여유로운 마음으로 차량 간 거리를 평소보다 길게 잡자. 여유가 느림을 커버할 것이다.

몸이 많이 떨릴 때는 어떻게 해야 하나?

파킨슨병 환자 중 70~80%에서 떨림 증상이 나타난다. 그러나 떨림 횟수가 많은 환자는 향후 보행장애를 겪을 확률이 낮은 편이다. 보행장애는 떨림보다 훨씬 심각한 문제를 일으키므로 희망을 가지고 이겨내는 것이 중요하다.

떨림이 심하다면 조금 기다렸다 떨림이 줄어든 후 행동하자. 손팔을 앞으로 쭉 뻗으면 떨리는 증상이 감소될 수 있다. 손이 떨릴 때는 팔꿈치를 붙이는 동작을 하거나 손목에 차는 작은 운동용 모래주머니를 착용하는 것도 좋은 방법이다. 대부분의 떨림은 안정 시 주로 나타나지만 정신적으로 긴장되었을 때, 대인관계 시, 몸과 마음의 피로가 쌓였을 때 더 심해진다. 명상이나 심호흡, 취미 활동에 집중하는 방법으로 떨림을 줄여보자.

파킨슨병과 지팡이

지팡이를 사용하는 것이 파킨슨병 환자에게 도움이 될

까? 아니면 지팡이 없이 걷도록 노력해야 할까?

보행동결과 발을 끄는 증상은 파킨슨병 환자의 일상 활동에 큰 어려움을 주며, 이 때문에 넘어져 크게 다치기도 한다. 지팡이를 사용하면 보행 안정성을 높이는 데 도움을 줄수 있다. 지팡이를 들고 있는 사람과 부딪히지 않기 위해 주변 사람들이 조금 더 조심하게 되는 것도 지팡이 사용의 장점 중 하나라고 할 것이다.

파킨슨병 환자는 등산용 지팡이나 일반 지팡이를 사용하기도 하는데, 어떤 종류든 자신에게 잘 맞고 안전하게 사용할 수 있는 지팡이를 선택하는 것이 좋다. 어떤 것이 보행과 자세에 가장 안정적으로 도움을 주는지 스스로 판단해 선택한다. 일반적으로는 접지 면이 고무로 된 지팡이가 적당하며, 손잡이는 편안해야 하고, 높이는 환자의 신장에 잘 맞춰야 한다.

접지 면이 네 발인 지팡이는 파킨슨병 환자가 땅을 짚을 때 동시에 닿지 않아 안정성이 떨어지기 때문에 권하지 않는다. 지팡이를 짚을 때 선을 그어주는 레이저 지팡이도 있는데, 이것은 가상의 목표점을 제시해 파킨슨병 환자의 보행동결에 대처하는 데 도움을 줄 수 있다. 접이식 지팡이를 가지고 다니다 보행동결 시 지팡이를 펴서 바닥을 톡톡 두드리는 것도 도움이 된다. 만약 지팡이를 사용하고도 보행이 불안정하고 넘어질 위험이 있다면, 보행 보조차 사용을 생각해볼 수 있다.

부종에도 적극적으로 대처하자

운동신경의 퇴화와 더불어 자율신경도 영향을 받기 시작하면 자율신경장애가 발생하는데, 대표적인 증상이 모세혈관의 움직임이 저하되면서 나타나는 부종이다. 평소 고혈압이거나 신장, 심장에 문제가 있다면 이 부분부터 체크해야 한다. 신장에서 걸러낼 수 있는 혈액 양은 한정되어 있는데, 움직임이 적어지면 독소가 많이 생겨나고, 결국 이러한 독소는 혈액에 그대로 남아 하지에 몰려 부종을 발생시킨다. 만약 이러한 독소가 심장이나 폐에 영향을 미친다면 심근경색, 심장마비, 폐부종의 원인이 될 수도 있으니 특별히 관심을 가져야 한다. 잠들 때는 발을 무릎보다 높이 두고, 평상시 목욕할 때 족욕이나 반신욕을 시도해보자. 또 정기적으로 심장과 신장 기능을 체크하고 검사받는 것도 잊지 않는다.

 ## 파킨슨병 환자의 언어장애 대처법

파킨슨병 환자에게는 걸음과 얼굴 표정뿐만 아니라 말하기, 글쓰기 등에도 장애가 나타난다. 환자나 가족은 일반적으로 눈에 띄는 운동장애 증상의 치료에는 관심을 가지는 반면 다른 문제에 대해서는 상대적으로 신경을 덜 쓰게 된다. 하지만 의사소통과 관련된 문제 역시 삶에서 대단히 중요한 비중을 차지하는 부분인 만큼 관심을 가져야 환자 삶의 질이 높아질 것이다.

파킨슨병을 앓는 환자는 흔히 발음이 불분명해지면서 대화 능력이 점차 떨어진다. 언어능력 저하는 주로 발음에 관계된 근육의 약화로 발생하는데, 파킨슨병 환자는 근육의 움직임이 느려지고, 부정확해지며, 다른 운동과 조화가 잘 되지 않는 증상을 보인다. 따라서 목소리가 줄어들고, 음성의 정확도가 떨어지며, 말 속도가 너무 빠르거나 반대로 느려진다. 또 억양 없이 평탄하게 말을 하게 되고 쉰 목소리도 난다. 어떤 식으로건 일반인이 알아듣기에 불편한 상황이 되는 것이다.

말이 갑자기 잘 안 나온다면

파킨슨병 환자는 건강할 때와 달리 다른 사람들과 나누는 대화에서 다양한 불편을 느끼게 된다. 말하는 속도가 느려지거나 빨라지고, 문장이 짧아지며, 발음이 부정확하고 말을 반복하기도 하며 목소리가 작아지고 낮아져 다른 사람과의 대화에 쌍방이 어려움을 겪기 때문이다.

만약 다른 사람과 대화를 하다가 갑자기 주저하게 되거나 말이 막힌다면 당황하지 말고 침착하게 대처할 필요가 있다. 잠시 뒤에는 아무렇지도 않게 다시 말을 이어갈 수 있으니 크게 걱정할 필요는 없다. 물을 따라 마시거나, 물을 달라고 요청하고 그동안 마음을 가라앉히며 잠시 쉬자. 편한 마음으로 깊이 심호흡을 한 다음 다시 말을 해보자. 때로는 대화 상대에게 당당히 자신이 파킨슨병 때문에 말을 잘 못하니 잠시 쉬겠다고 하는 적극적인 자세도 필요하다. 그리고 양해를 구했다면 "좀 더 크게 말해주세요", "조금 천천히 이야기해주세요.", "다시 한번 말해주실래요?"라는 식으로 요구해보자. 파킨슨병 환자에게 중요한 것은 지금 마주 보고 있는 사람과의 대화 그 자체이지, 병에 대한 부끄러움이 아니다. 파킨슨병 때문에 대인관계와 사회 활동이 위축되거나 방해를 받아서는 안 된다.

목소리 크기를 키우는 훈련법

파킨슨병 환자의 목소리가 작아지는 원인은 말할 때 숨을 충분히 들이마시지 않았을 경우나, 말할 때 호흡을 잘 조절하지 못하고 많은 숨을 뱉는 경우로 나누어볼 수 있다. 따라서 목소리를 키우려면 우선 자세에 주의할 필요가 있다.

몸이 바로 펴지고, 고개가 들린 상태일 때 발음에 필요한 호흡을 충분히 할 수 있기 때문이다. 코로 충분히 숨을 들이마시고 내쉬기 시작할 때 발음하는 것이 가장 좋으므로 코로 깊이 숨 쉬는 것을 여러 번 연습한다. 횡격막의 움직임에 신경 쓰면서 복식호흡을 하고, 입을 다물고 코로 천천히 내쉰다. 숨을 내쉴 때 "아~~" 하고 소리를 내면서 15초 정도 지속해보자. 그리고 숨을 내쉬면서 한 번에 한 단어나 한 마디씩 말해보는 연습을 한다.

때때로 조급한 마음에 기운이 빠지고 숨이 차서 말꼬리가 줄어드는데도 이야기를 계속 이어가려는 경우가 있는데, 말꼬리가 줄어들면 이야기를 중단하고 반드시 숨을 새로 충분히 쉬어야 한다. 숨을 잘 쉬지 않으면 큰 목소리를 낼 수 없어 조급증만 생기고 대화도 끊긴다.

파킨슨병 환자의 발음은 명확하지 않아 알아듣기 어렵다. 발음이 정확하지 않은 것은 입술과 혀의 움직임이 느려져 말 속도도 느려지는 까닭이다. 이럴 때는 발음을 명확히 하는 운동을 하는 것도 큰 도움이 된다. 입술과 혀의 유연성과 힘을 기르는 연습을 하자. 입술을 따라 혀를 움직여보고, 혀를 길게 내밀었다가 집어넣거나 좌우로 움직이는 연습을 해보자. 입을 벌리고 혀끝을 위쪽 앞니 끝에 대보거나, 입천장에 대고 입천장을 따라 앞뒤로 움직여보자.

얼굴 부드럽게 만들기

파킨슨병 환자는 친구나 가족에게 "기분 나쁜 일 있었어? 표정이 왜 그래?"라는 이야기를 종종 듣는다. 물론 이는 환자의 질병에 대해 잘 알지 못해서 하는 말이다. 파킨슨병 환자는 얼굴이 굳어 무표정해 보일 수 있고, 이 때문에 마치 감정의 변화가 없는 것처럼 여겨지기도 한다. 때로는 매우 지루해하는 듯 보일 수도 있고, 불만이 있는 것처럼 보일 수 있어 다른 사람에게 오해를 사기에 충분하다. 그럴 수밖에 없다고 포기하지 말고 얼굴 근육 마사지를 통해 굳은 얼굴 근육을 풀어 표정과 말이 자연스러워지도록 거울을 보면서 여러 번 연습해보자.

1. 네 손가락을 이용해 양 이마를 위아래로 문지른다.

2. 양 눈 옆 관자놀이를 네 손가락 바닥으로 둥글게 문지른다.

3. 네 손가락으로 눈 주위를 둥글게 문지른다.

4. 턱에서 양 귀 방향으로 뺨을 쓸어 올린다.

5. 검지를 이용해 코 양옆을 위로 쓸어 올린다.

6. 검지와 중지로 윗입술과 아랫입술을 좌우로 문지른다.

7. 양 손바닥을 이용해 얼굴 전면에서 이마, 정수리, 뒤통수, 목까지 쭉 쓸어내린다(머리를 U턴 모양으로).

8. 눈을 세게 감았다 최대한 크게 뜬다.

9. 양 볼을 찡그리고 코도 위로 찡그린다.

10. "위스키"하면서 귀 쪽을 향해 입꼬리를 대각선으로 당긴다.

11. 입술을 오므려 "오~" 하고 앞으로 뾰족하게 내민다.

12. 치아가 최대한 많이 보이도록 치아를 맞물리게 닫고 입을 "이~" 하고 옆으로 편다.

13. 볼에 바람을 최대한 많이 집어넣는다.

14. 휘파람을 불거나, 휘파람을 불 수 없다면 부는 것처럼 입술을 움직여본다.

15. 입을 최대한 크게 벌려 '아에이오우'를 열 번쯤 반복한다.

다른 사람들과 대화할 때는 이렇게 하자

1. 대화 상대를 만나기 전에 말해야 할 중요한 단어나 내용을 머릿속에 떠올려보는 시간을 미리 충분히 갖는다.
2. 말을 시작하기 전에는 항상 천천히 심호흡을 하고, 잠깐씩 쉬어가며 말한다.
3. 내 말이 잘 전달되고 상대방의 말을 잘 알아들을 수 있도록 미팅 장소를 가능한 한 조용한 곳으로 잡는다.
4. 한 번에 다 설명하겠다고 문장을 길게 말하지 않도록 주의한다. 핵심 단어, 중요 단어만으로도 말이 통하고 메시지를 전달할 수 있다는 점을 기억하자.
5. 조금씩 천천히 한 글자씩 정확하게 단어를 끝낸다.

파킨슨 환자의 전화 통화

파킨슨병 환자들이 밖에서 다른 사람과 대화하는 것만큼 자주 하는 것이 집 전화나 휴대폰을 이용해 누군가와 통화하는 것이다. 전화기는 자신에게 편리한 것으로 선택하고,

필요한 기능을 익혀 사용한다.

1. 사용하기 쉬운 전화기가 최고다. 집 전화건 휴대폰이건 무조건 버튼이 크고 글자도 크고(혹은 크기 조정 가능한 것) 볼록해서 누르기 쉬운 것을 선택한다.

2. 취향에 맞는다면 헤드셋을 이용해 통화하는 것이 손이 자유롭기 때문에 편리할 수 있다.

3. 주변에 사람들이 많아서 시끄럽거나, 타인에게 방해가 되지 않는 개인 공간이라면 스피커폰으로 대화를 나누는 것도 좋다. 손이 자유롭고 메모를 하는 일도 가능하기 때문이다.

4. 수화기 볼륨 조절, 주요 전화번호 단축 번호 기능 등을 직접 배워 사용한다.

5. 휴대폰의 경우 어떤 돌발 상황이 생길지 모르니 항상 충전해놓는다. 만약 가능하다면 여유분의 배터리를 가지고 다니는 것도 권한다.

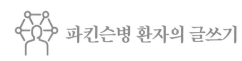 파킨슨병 환자의 글쓰기

파킨슨병 환자는 글씨를 써야 할 때도 어려움을 겪는다. 손동작 조절이 잘 안 되어 펜을 잡고 글씨를 쓰는 데 어려움이 있으며, 글씨 크기가 작아지는 '소자증 **micrographia**'이 나타나기 때문이다. 그렇다고 해서 글쓰기를 외면하면 글 쓰는 능력이 점점 더 저하된다. 글을 쓸 수 없다는 것이 얼마나 고통스러운 일인지는 그 능력이 사라지면 절실히 깨닫게 된다. 따라서 어떤 일이 있어도 글을 쓰는 활동 역시 계속하는 것이 바람직하다.

1. 꼭 필순을 지켜가며 글을 쓰지 않아도 된다. 남이 알아볼 수 있다면 자신이 쓰기 편한 방법으로 한다.
2. 평상시에도 그리기나 색칠하기 활동을 통해 손과 팔 근육의 힘을 유지한다. 시중에 나와 있는 성인 또는 아동을 위한 색칠하기 책자를 구입해서 사용해도 좋다. 그림을 그리는 즐거움도 함께 느낄 수 있다.

3. 사용하지 않던 반대쪽 손을 이용해 글이나 그림을 그리는 것도 뇌 기능을 활성화하는 데 도움을 준다.
4. 가능하면 굵고 무거운 펜을 사용하자. 손 근육도 키우고 사용하기도 편하다. 손가락이 미끄러지는 것을 방지하기 위해 고무 밴드를 끼워 사용한다.
5. 컴퓨터를 이용한 문서 작성도 틈틈이 해서 타자 실력이 줄어드는 일이 없도록 하자. 자신만의 일기를 쓰거나, 원고를 쓰거나, 혹은 책에 나오는 좋은 글을 타이핑해 주변 지인에게 메일이나 문자로 보내는 것도 좋은 방법이다.

 파킨슨병 환자의 식생활 & 삼킴장애

파킨슨병 환자는 음식물을 씹고 삼키는 데 큰 어려움을 느낀다. 발음에 관계되는 근육이 씹고 삼키는 일에도 관여하기 때문에, 삼키기 어려운 증상과 발음 이상 증상이 동반될 수 있다.

삼킴장애가 생기면 먹는 속도가 느려지고, 음식이 목에

걸리며, 물을 마실 때 사레가 들리는 것뿐만 아니라, 알약을 삼킬 때 지장을 받고 음식물이 식도로 넘어가지 못해 자칫 기도나 폐로 들어가 호흡곤란, 폐렴 등의 증상이 나타날 수도 있다. 이런 증상이 지속되면 식사를 할 수 없어 체중이 줄고 영양이 결핍된다. 따라서 먹는 방법과 음식물을 조절해 이런 문제를 극복해야 한다.

이처럼 파킨슨병 환자는 음식을 삼키기 힘들고 자주 흘리기 때문에 과거 사용했던 기본 식기보다 무거운 것이 사용하기 편리하고, 가느다란 손잡이가 달린 것보다 두꺼운 손잡이가 달린 것이 편리하다. 수저나 포크도 손잡이가 두껍고 무거운 것을 사용하자. 환자용 제품은 미끄럼을 방지하는 홈이 있거나, 기존 제품에 손잡이만 끼울 수 있도록 고안된 것 등 다양한 제품이 있으니 자신에게 맞는 것을 찾자. 그리고 심리적으로 음식을 흘리는 것에 죄책감을 가질 필요 없다는 사실을 기억하자. 질환 때문에 나타나는 증상 중 하나라 생각하고 의연한 마음을 갖자.

주의할 음식 vs 삼키기 좋은 음식

파킨슨병을 비롯한 여러 질환으로 삼킴장애를 겪는 환자는 점도가 높고 부드러운 음식을 먹는 것이 좋고, 반대로 묽고 잘 흐르는 음식은 피하는 것이 좋다. 질식을 유발할 수 있는 음식, 삼키기 쉬운 음식을 기억해두면 도움이 된다.

주의할 음식으로는 일단 고기 덩어리가 있다. 스테이크 같은 육류 요리는 질식 위험이 높다. 따라서 조각난 상태라고 해도 통고기 대신 고기를 갈아서 만든 떡갈비처럼 잘 바스러지는 쪽을 택한다. 떡 같은 음식도 충분히 씹고 삼키지 않으면 질식할 가능성이 있으니 가능하면 피하거나 주의하자. 견과류나 쿠키 같은 것은 잡는 과정에서 계속 부스러지고 가루가 입안에 걸려 사레를 유발할 수 있다. 아울러 식도를 자극하는 신맛이 강한 음료도 삼킴장애 환자에게는 먹기 힘든 음식이다.

반대로 삼키기 쉬운 음식으로는 믹서를 이용해 갈거나 으깨 적당한 농도로 만든 것들이 있다. 과일, 감자 등을 갈아서 요구르트에 섞어 먹어도 좋다. 빵도 부드럽고 부스러

지지 않는 것을 고른다. 신맛이 많이 나는 오렌지주스보다
는 걸쭉한 토마토주스나 으깬 바나나가 먹기 편하다. 또 찬
물보다는 미지근한 물이 삼키기 쉽다. 그 밖에 잘 익은 부드
러운 닭고기, 뼈를 잘 발라낸 생선, 으깬 감자, 죽, 아이스크
림이나 요구르트 등이 대표적인 삼키기 쉬운 음식이다.

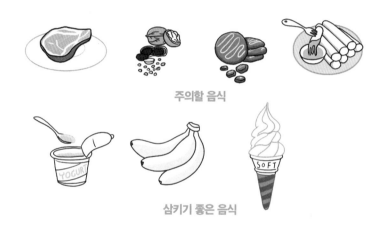

주의할 음식

삼키기 좋은 음식

식사법

1. 규칙적으로 식사하고 식사 시간을 여유롭게 잡는다.
2. 불편하다고 눕거나 뒤로 기울인 자세를 취하는 것은 좋

지 않다. 식사할 때는 허리와 목을 세워서 바르게 앉고, 발을 바닥에 붙이는 자세가 좋다.

3. 음식을 입안에 넣고 씹고 삼키는 데 집중한다. 식사하면서 TV를 켜두고 보는 것은 가능하면 자제한다. 말을 많이 하는 것은 안전하게 삼키는 데 방해가 될 수 있으니 천천히 음식을 음미하고 집중해서 식사하며 대화는 식사를 끝낸 다음에 천천히 하자.

4. 한 번에 많은 음식을 먹거나 아침, 점심, 저녁으로 나누어서 식사하는 것보다 간식을 포함해 하루에 4~5회로 가볍게 자주 나누어 먹자.

5. 국물 종류를 마실 때 특히 사례에 걸리기 쉬우니 점증제를 활용하자.

6. 음식을 삼킬 때 몸을 약간 앞으로 숙이는 것이 도움이 될 수 있다. 턱을 밑으로 당기는 자세가 좋다.

7. 음식을 한입에 조금만 넣고 충분히 씹고, 입에 있는 음식물을 완전히 삼킨 후 다음 음식을 먹는다.

8. 물을 마실 때도 한입에 조금만 넣고 잠깐 시간을 두고 삼

킨다. 한 번에 다 삼키겠다고 생각하지 말고 한 번 삼켜 잘 넘어가지 않으면 여러 번 삼키는 과정을 거쳐 완전히 삼키자.

9. 정상인도 여러 번 잘 씹어야 넘길 수 있는 음식은 피하고, 너무 마르거나 바삭한 음식보다는 미끈한 것을 택한다.

10. 함께 식사하는 사람들은 환자가 서두르지 않고 천천히 먹을 수 있도록 배려한다. 환자가 피곤해할 수 있으므로 중간중간 쉬면서 식사하는 것까지 고려해 식사 시간을 잡는다.

11. 음식은 소량씩 입안에 넣고 씹으면서 서서히 입 뒤쪽으로 옮긴다.

12. 간병인이나 가족이 식사를 돕는다면 입안의 음식물이 모두 넘어간 것을 확인한 후 다음 음식을 준다.

13. 간병인과 가족은 응급 상황을 위해 하임리히 구급법 Heimlich Maneuver 또는 Abdominal Thrusts(기도가 이물질로 폐쇄되었을 때 응급처치법)을 의사 또는 전문가에게 배워 익혀두자.(다음 페이지 그림 참조)

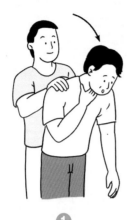

1

환자 뒤쪽에서 기침을 할 수 있도록
가볍게 등을 토닥여준다.

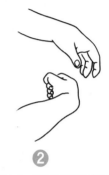

2

오른손은 가볍게 주먹을 쥔다.

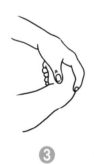

3

주먹쥔 손을 왼손으로 감싼다.

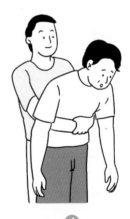

4

환자의 배꼽과 명치 중간 정도쯤에
주먹쥔 손으로 감싸고 팔에 강하게 힘을 주며
5회 정도 위로 당겨준다.

하임리히 구급법

침 삼키기

파킨슨병 환자들이 침을 흘리는 것을 흔히 볼 수 있다. 가만히 있을 때 입술이 다물어지지 않고 벌어지기 때문이거나, 침 삼키기 반사가 느리고, 횟수도 줄어들며, 입에 침이 많이 고였다는 사실을 본인이 잘 알지 못하기 때문에 생기는 일이다.

심할 경우 약을 복용하면 효과가 있지만, 입이 마르고 입맛이 쓰며 식욕이 없어지고 변비가 생기는 등 소화기 계통에 부작용이 생길 수도 있다. 단순히 침을 흘리는 것이 문제라면, 수건으로 닦아내는 것이 가장 편리한 방법이다. 때로는 껌을 씹는 것이 도움이 될 수 있다. 의식적으로 입을 다물고 침을 삼키는 연습을 꾸준히 하고 말하기 전에 침을 삼키는 습관을 기르자. 말을 하지 않거나 삼키지 않을 때는 턱을 들고 있는 것도 좋다. 항상 침 삼키는 것을 잊지 않도록 하고, 단 음식은 침을 많이 나오게 하므로 가능하면 섭취를 삼간다. 그리고 음식을 먹거나 말할 때를 제외하고는 항상 입을 다물고 있는다.

파킨슨병 환자가 겪는 기타 장애

파킨슨병 환자는 일반인이 생각하는 것 이상으로 다양한 불편을 느낀다. 어지러움과 통증을 느끼고 수면장애를 겪는 일도 종종 생기며 우울증과 불안장애 등 생활 속에서 겪는 장애가 많다.

우울증과 불안장애

파킨슨병에서 육체적인 건강만큼이나 정신 건강도 중요하다. 연구 결과에 따르면 우울증과 불안장애는 파킨슨병에서 더욱 흔히 나타난다고 한다. 파킨슨병으로 진단받은 사람 중 50% 이상이 우울증을 경험하고, 40%는 불안장애를 경험하는 것으로 추정된다. 우울증은 사실 뇌의 화학적 변화에 따른 파킨슨병 자체 증상의 일부라고 봐야 한다. 하지만 흔히 나타나는 데 비해 쉽게 간과되고 치료가 잘 되지 않는 증상 중 하나이기도 하다. 우울증 치료는 장애를 줄이고 삶의 질을 향상시키는 가장 중요한 방법인 만큼 파킨슨병 환자라면 적어도 1년에 한 번은 우울증 검사를 받는 것이 좋다.

우울증과 불안장애는 자살, 수면장애, 편집 증상을 일으킬 뿐 아니라 파킨슨병의 운동 증상을 악화시키는 중요한 원인이다. 우울증은 파킨슨병 환자를 수동적으로 만들고 활동 반경을 감소시키는데, 이렇게 되면 잘 움직이지 못한다는 생각이 우울증을 더욱 악화시킬 수 있다.

파킨슨병 환자의 우울증 치료에는 일반적인 우울증 치료와 같은 방법을 쓴다. 따라서 떨림이나 파킨슨병의 운동 증상과 마찬가지로 우울증도 약물치료로 개선할 수 있다. 다만 약물이 졸음을 유발하거나, 고령 환자에게는 혼돈, 환각, 입마름, 시력 저하 등을 불러올 수 있으므로 주의가 필요하다.

수면장애

파킨슨병 환자에게 몇 가지 유형의 수면장애가 나타난다는 사실이 보고되었다. 예를 들면 불면증, 무의식적인 움직임과 수면을 방해하는 고통, 야간 배뇨 증가, 시각적인 오해 또는 환각, 과도한 낮잠 등이다.

파킨슨병 환자 중 15%는 지나치게 긴 시간 낮잠을 자는데, 이는 치매가 있거나 비교적 많이 진행된 파킨슨병 환자에게서 흔히 나타나는 증상이다. 파킨슨병 약제 중 일부가 과도한 수면을 유발하는 것으로 알려져 있기도 하다. 특히 일부 약물은 전조 증상 없이 갑작스럽게 잠이 들게 할 수 있으므로 운전을 하는 사람은 주의해서 복용해야 한다. 아니면 약물을 복용할 때는 가능한 한 운전을 피한다. 만약 낮에 너무 졸리면 파킨슨병과 연관되어 생긴 수면장애뿐 아니라 복용하는 약물의 문제일 수도 있으므로 의사와 반드시 상의해야 한다.

통증

파킨슨병 환자 중 약 40%에서는 팔, 다리, 허리에 통증, 저림, 무거운 느낌, 따끔거림, 화끈거림, 냉증 같은 감각 증상이 나타난다. 가장 흔한 증상은 통증이다. 움직임이 느려진 팔이나 다리에 통증이 나타나는 경우가 흔하지만 입 주위, 얼굴, 머리, 목 등에도 생길 수 있다. 통증은 지속적으로 나타날 수도 있고 간헐적으로 나타날 수도 있는데, 주로 밤에 심해진다. 통증을 비롯한 감각 증상이 생기는 경우에는 손발이 뒤틀리면서 통증이 느껴지는 경우가 많다. 이런 통증은 파킨슨병 약제를 투여하면 대부분 호전된다.

어지러움

파킨슨병 환자에게는 기립성 저혈압이라는 자율신경계 증상이 흔히 동반된다. 기립성 저혈압은 누운 자세에서 갑자기 일어났을 때 수축기 혈압이 20mmHg 이상 내려가는 현상을 말하며, 파킨슨병뿐만 아니라 고혈압, 약물, 당뇨병, 말초신경병 때문에 생길 수 있다. 기립성 저혈압이 있는 환자는 어지럼증이나 정신을 잃고 쓰러지는 증상이 생긴다. 물론 정신을 잃고 쓰러지더라도 곧 다시 정신이 들기 때문에 큰 문제가 되지 않지만, 쓰러질 때 머리 등이 바닥의 모서리에 부딪혀 2차 부상을 입을 수 있으므로 주의한다.

기립성 저혈압이 있다면 천천히 일어나고, 수면을 취할

때는 상체를 약간 세우며, 탄력 팬티스타킹을 입는 것도 도움이 된다. 또 염분을 충분히 섭취하고 하루 6컵 이상의 물을 마시는 것이 좋다. 밤에 자다가 소변을 너무 자주 본다면 오후 5~6시 전까지만 물을 마신다.

배뇨 기능 & 성 기능 저하

파킨슨병이 생기면 방광에서 소변을 짜내는 배뇨근의 수축과 소변이 밖으로 흘러나오지 않도록 막는 요도 괄약근의 이완이 제대로 이루어지지 않아 배뇨기능장애가 생길 수 있다. 파킨슨병 환자 중 절반 정도는 소변을 자주 보는데, 자는 동안에도 자주 깨 소변을 본다. 수면을 방해받아가면서 자주 보는 반면 소변 배출 능력은 감소된 상태이기 때문에 소변 줄기가 약해지고 자주 끊기며 소변을 보고 나서도 잔뇨감이 남는 등 시원하지 않다.

여기에 파킨슨병 환자는 자율신경계가 손상되어 발기부전을 겪는 경우가 흔하다. 항파킨슨병 약제, 우울증 약 등도 발기부전을 일으킬 수 있다. 치료 약제로 비아그라를 사용하는데, 고혈압 약과 함께 복용하는 경우 더욱 주의가 필요하다. 이 약은 혈관을 팽창시키기 때문에 파킨슨병에서 흔히 동반되는 기립성 저혈압을 악화시킬 수 있으므로 주의가 필요하다.

변비

변비는 파킨슨병 환자에게 매우 흔히 나타나는 질환이다. 위나 장 운동의 저하로 50% 이상의 환자에게서 변비가 나타난다. 대수롭지 않다고 여겨 내버려두면 거대결장, 치루, 항문열상, 일시적 혈압 상승, 운동 능력 저하의 주원인으로 작용할 수 있으니 신경 써야 한다. 건강한 사람이라고 해도 물을 충분히 마시지 않고, 섬유질이 적은 음식을 먹고, 운동을 하지 않으며 스트레스를 받으면 변비에 걸린다. 따라서 무작정 약물을 복용하기보다는 식습관을 개선해 변비를 치료해야 할 것이다. 그러기 위해서는 섬유질이 풍부한 균형 잡힌 식단을 섭취하는 것이 중요하다. 과일, 채소, 나물, 해조류 등 섬유소가 많은 음식을 섭취하는 것이 좋고 케이크, 빵, 우유, 고기 등 변비를 일으키는 음식을 과도하게 섭취하지 않도록 주의한다.

아울러 식사 후에는 바로 눕지 말고 물을 충분히 마시며, 가능하면 많이 움직이자. 위장의 반사작용에 도움이 되니 아침 식사는 반드시 먹어야 한다. 그리고 매일 일정한 시간에 화장실에 가는 습관을 들이는 것이 중요하다. 이처럼 특별한 치료법은 없지만, 변을 부드럽게 유지하는 데 주력한다면 변비 치료에 큰 도움이 될 것이다.

기타

이 밖에도 파킨슨병 환자 중에는 늦은 오후나 저녁에 갑자기 속옷이나 이불이 흠뻑 젖을 정도로 땀을 많이 흘리는 경우가 있다. 간혹 약효가 강할 때 생기는 이상운동증이 나타나거나 약효가 떨어졌을 때도 땀이 많이 분비되기도 한다. 이런 현상은 자율신경계의 이상 때문에 나타난다.

또 파킨슨병 환자는 위생 관리를 할 때 동작이 따라주지 않고 얼굴의 움직임이 감소되며, 피부에서 기름기가 과다하

게 분비되어 얼굴이나 머리에 지루성 피부염이 생기고, 눈
꺼풀 주변에도 염증이 잘 생긴다. 이를 예방하기 위해서는
깨끗이 세면하는 습관을 들이고 항상 샤워하는 것이 좋다.

식품이나 생활용품을 구입할 때는 이렇게

파킨슨병에 걸리면 식품을 구입하는 것이 이전보다 몇 배 힘들어진다. 그러나 직접 물건을 고르는 행위는 마음과 몸에 좋은 영향을 주기에 가능하면 실천해보자. 먼저, 자신이 편하게 갈 수 있는 가게와 이용 시간을 정한다. 파킨슨병 환자가 사람이 많은 대형 마트에서 붐비는 금요일 저녁 같은 시간에 쇼핑하는 것은 불가능에 가까운 도전이다. 그러므로 이런 시간은 피하자. 걷거나 차량을 이용해 접근하기 좋은 위치에 있는 가게를 선택하고, 화장실 위치나 비상시 도움을 구할 사람이 있는 곳의 위치를 미리 알아두는 것이 도움이 된다.

사실 몇 가지 물건을 구입하기 위해서라면 한참 걸어 다녀야 하는 대형 마트보다는 소형 매장이 편리할 수 있다. 그런 관점에서 본다면 배달이나 인터넷 주문 서비스도 크게 도움이 될 것이다. 최근에는 노약자를 위한 식품 배달 등을 전문으로 하는 곳이 많이 생겨났다. 아파트 상가나 슈퍼마켓에서도 배달 서비스를 이용할 수 있다.

쇼핑하러 가기 전에는 미리 사야 할 물품의 목록을 정하고 메모하면 시간을 줄일 수 있고, 이동 동선을 생각해 효율적으로 움직일 수 있다. 걸어서 가게를 다니는 일이 많다면 작은 손수레나 짐을 담을 수 있는 보행 보조차 등을 준비해도 좋다.

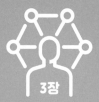

3장

파킨슨병과 함께
생활하기

Parkinson's
Disease

파킨슨병을 안고 생활한다는 것은 분명 힘든 일이다. 그러나 삶의 질을 유지하고 파킨슨병에 잘 적응하기 위해 생활 속에서 실천할 수 있는 일은 얼마든지 있다. 이런 일을 찾아서 움직이다 보면 파킨슨병에 대한 두려움과 고통이 어느 정도 사라진다. 피할 수 없다면 상황을 적극적으로 받아들이고 생활에 적응해야 할 것이다. 3장에서는 파킨슨병 환자가 집 안에서 어떻게 생활하고 적응해야 하는지, 일상생활에서는 어떻게 대응해야 하는지, 여행 시에는 어떻게 행동해야 하는지 등에 대해 알아본다.

파킨슨병 환자가 쾌적하게 생활하는 법

파킨슨병 환자는 보행을 하건 휠체어를 사용하건 느린 움직임, 떨림 등으로 일상생활에서 불편을 느낄 수 있다. 그런데 이런 어려움은 외부에 나갔을 때뿐 아니라 집 안에서도 겪는다. 따라서 집 안 가구나 인테리어 등에 변화를 주어 파킨슨병 환자의 독립적인 생활을 돕고 활력을 불어넣는 것이 필요하다. 대부분의 파킨슨병 환자는 걷다가 갑자기 멈추는 등 행동 조절이 쉽지 않기 때문에 잘 걸려 넘어진다. 따라서 집 안 가구를 적절히 배치해 통로가 좁아지지 않게 하고, 장애물을 미리 치워두며, 넘어질 때를 대비해 여러

군데에 손잡이를 비치하는 것이 기본이다.

무엇보다 집 안을 안전한 공간으로 만든다는 대원칙에 따라 집을 꾸미거나 변화시켜야 한다. 파킨슨병 환자는 밖에서만 넘어지는 것이 아니다. 실제로는 집 안에서 지내는 시간이 훨씬 더 길기 때문에 집이라는 공간이 안전하다는 확신을 주어야 하며, 심리적 안정감도 주어야 한다. 물론 실제로도 실내에서 넘어지지 않도록 대책을 세워야 한다. 이렇게 본인은 물론 가족이 조금만 신경 쓰면 집 안에서도 안심하고 지낼 수 있다.

파킨슨병 환자는 밤에 화장실에 가거나 이동하다가 넘어지기 쉽다. 복도나 방 안에 확실하게 붙잡을 만한 가구가 없으면 손잡이를 만들어주면 좋다. 욕실이나 화장실, 현관처럼 몸을 일으켜야 하는 곳에는 몸을 지탱할 수 있도록 반드시 손잡이를 설치해야 한다. 상체를 숙이는 상황을 고려해 손잡이 높이를 정하고, 길이 역시 어느 정도가 적당한지 설치 장소에서 실제로 움직여보고 설치하는 것이 좋다. 환자는 일반인과 달리 현관에서도 선 자세로 신발을 신기 힘들기 때문에 옆에 잡을 수 있는 손잡이를 설치해야 한다. 앉아서 신발을 신을 수도 있으므로 옆에 작은 앉은뱅이 목욕 의자 같은 것을 준비해두면 일어나기 편하다.

기본적으로 파킨슨병 환자는 발을 질질 끌면서 걷기 때문에 아주 낮은 문턱이라도 발끝이 걸려 넘어지기도 한다. 따라서 문턱은 되도록 없애고 집에 카펫을 깔아두었다면 밀리지 않도록 가장자리를 테이프로 고정하거나 아예 치우는 편이 낫다. 이처럼 보행에 방해가 되는 것은 작은 것이라도 놓치지 않고 살필 필요가 있다. 전기 코드가 늘어져 있다면 걸려 넘어질 수 있으니 가능하면 벽 쪽으로 붙이는 등 깔끔하게 처리한다. 공통적인 사항은 물건을 잘 정리해 바닥에 걸리적거리는 게 없도록 하는 것이다.

특히 집 안 통로를 잘 치워야 한다. 걸어가는 길 앞에 복잡한 물건이 많다면 당연히 넘어지기 쉽고 다칠 수도 있다. 따라서 보행 통로나 그 주변에 있는 날카로운 물건, 발에 걸려 넘어지기 쉬운 물건 등은 아예 없애거나 다른 곳에 치워둬야 한다. 가구도 통로를 중심으로 재배치하는 것이 좋다.

조명은 가능하면 밝게 유지한다. 필요하다면 벽에 간접 조명을 설치해서라도 해당 공간을 좀 더 밝게 유지하는 것이 넘어질 가능성을 줄여준다. 복도에 바닥 전등을 설치하는 것도 좋은 방법이다. 화장실까지 이어진 통로와 계단, 또는 현관, 침실, 부엌 등을 연결하는 모든 통로에 작게라도 설치하면 밤에 불을 켜기 위해 더듬거리다 다치는 일도 줄어든다. 조명 스위치는 단순하게 생긴 것일수록 환자가 편리하게 사용할 수 있다. 크고 넓은 부분 전체를 누를 수 있는 단순한 스위치를 설치하자. 현관등은 따로 켜고 끄는 것보다는 요즘 많이 쓰는 자동 센서등을 설치하는 것이 좋다.

문 열쇠도 일반 기계식 열쇠를 사용하기보다는 버튼식을 사용하자. 파킨슨병 환자에게는 아무래도 버튼식이 사용하기 편하다. 떨림에 대비해 예비용 터치키를 가지고 다니는 것도 잊지 말자.

방문 손잡이도 둥그런 것보다는 막대형 손잡이가 열기에 훨씬 편리하다. 식사하는 공간은 쉽게 접근할 수 있도록 통로를 확보하는 것이 좋고, 욕실뿐 아니라 모든 공간의 바닥은 미끄럽지 않게 관리하자.

가구는 안전하고 견고해서 넘어지거나 위치가 불안정하지 않도록 신경 써야 한다. 보통 손잡이나 가드레일이 없는 곳에서는 지탱하고 일어나거나 붙잡을 수 있도록 안정감 있는 가구를 선택한다. 가구를 잡고 일어나려고 붙잡았는데, 그 가구 자체가 넘어지면 곤란하기 때문이다.

책상이나 수납장, 벽장, 식탁 등은 모두 모서리가 날카로운 제품보다는 모서리를 부드럽게 처리한 것을 구입하는 것이 좋다. 어쩔 수 없이 모서리가 뾰족하고 날카로운 제품을 선택해야 한다면 잡화점에서 파는 코너 보호대나 모서리용 쿠션을 구입해 넘어지거나 부딪칠 때 다칠 수 있다고 예상되는 곳에 부착해서 혹시라도 생길 수 있는 안전사고를 예방한다.

의아할 수도 있지만, 통로가 좁으면 파킨슨병 환자는 심리적으로 위축되어 발걸음을 떼지 못하고 멈추어 서고 만다. 이를 해결하기 위해 좁은 통로 바닥에 30~40cm 간격으로 눈에 띄는 테이프를 붙여두면 그것을 뛰어넘듯 걸을 수 있다. 가상의 허들 같은 것을 만들어주는 셈이다. 또 부엌 싱크대나 세면대, 옷장 앞에도 서는 위치를 표시해두면 이 것을 목표점 삼아 이동하려는 욕구가 생긴다. 반대로 자신 의 의지와 상관없이 종종걸음을 하다가 점차 걸음이 빨라 져 순간 멈추지 못해 부딪치는 경우도 많다. 이런 일이 자주 발생하는 곳이 있다면 가구를 모두 재배치하는 것이 일차 적인 해결책이다. 그리고 두 번째 방법은 습관적으로 자주 부딪치는 곳의 문이나 벽에 매트 혹은 완충 장치를 달아주 는 것이다.

거실에서 주의해야 할 것들

바닥에 깔개나 카펫이 있다면 치워야 한다. 털이 긴 바닥 깔개나 매트리스, 카펫은 먼지도 날리고 청소하기도 어렵 지만 환자가 걷거나 바퀴 달린 보조기를 사용할 때 걸리적 거리기도 하니 가능하면 치운다.

거실에 소파를 둔다면 환자가 일어서고 앉기 편하도록 반드시 팔걸이가 있는 것을 선택한다. 같은 이유로 소파 매트리스 역시 엉덩이 부분이 푹 꺼지는 푹신한 종류보다는 다소 단단한 편이 낫다. 짚고 일어설 때 안정감을 주기 때문이다. 그런 점에서 본다면 패브릭 소파보다는 천연 가죽이나 인조 가죽 제품이 단단하므로 환자가 일어서고 앉는 데 편리하다.

의자는 팔걸이가 있고 딱딱한 재질로 만든 것이 좋다. 특히 의자에 앉아서 옷을 입으면 넘어질 위험을 줄여주어 도움이 된다. 하지만 높이가 너무 낮은 의자에서는 일어나는 것 자체가 어려우므로 피해야 한다.

욕실에서 주의해야 할 것들

목욕은 몸과 마음의 긴장을 풀어주는 효과가 있어 파킨슨병 환자에게 매우 중요하다. 그렇지만 집 안에서 파킨슨병 환자가 가장 조심해야 하는 공간이 바로 욕실 혹은 화장실이다. 화장실은 바닥이 타일로 이루어져 넘어지기 쉽고, 욕조도 물기가 묻으면 매우 미끄러워 잘 넘어지기 때문이다. 또 소리가 울려 밖에서 잘 들리지 않고, 특히 물을 틀어놓은 상태에서는 소리를 질러도 제대로 들리지 않는다. 집에 아무도 없다면 위험한 일이 생기기도 한다. 따라서 미끄러지거나 넘어지지 않도록 안전 대책을 확실히 세워야 한다.

욕실 안은 물이 고여 있어 미끄러울 뿐 아니라 높낮이가 달라 넘어지기 쉽다. 높낮이가 다른 곳은 발판 등을 사용해 높이를 맞춰주는 것이 좋다. 욕실에서 사고가 나면 목욕하는 것이 두려운 일이 되고, 목욕을 꺼리다 보면 삶의 질이 떨어지며 위생 상태가 나빠진다.

파킨슨병 환자는 욕실에 들어갈 때 가족에게 이야기하고, 목욕도 가능하면 가족이 있을 때만 한다. 일반적으로 환자뿐 아니라 노약자는 혹시 모를 사고에 대비하기 위해 집 안에 사람이 있을 때 목욕해야 한다. 그리고 설사 집 안에 사람이 있더라도 자신이 지금 무엇을 하고 있는지, 어디에 있는지 잘 모를 수 있으므로 가족에게 욕실에 들어간다는 사실을 알려야 한다.

욕실은 일반 성인에게도 사고가 일어나기 쉬운 공간이다. 따라서 환자의 안전을 보장하기 위해 벽이나 욕조 옆 등 필요한 곳에 안전 손잡이와 가드레일을 설치하고 욕조와 바닥에 미끄럼 방지 스티커나 고무 매트를 배치한다. 그 밖에 욕실 바닥에 두고 사용할 수 있는 목욕 의자와 욕조에 들어갈 때 쓰는 발 디딤대도 미끄럼 방지 기능이 있는 것을 사거나, 밑면에 방지 테이프를 붙여둔다.

욕실은 바닥뿐 아니라 위쪽 탈의 공간(탈의대, 탈의봉)도 잘 관리해야 한다. 윗옷이나 속옷 등을 벗을 때 순간적으로 몸의 균형을 잃기 쉬우므로 주변에 붙잡을 수 있는 손잡이를 설치해두는 것이 좋다. 바지나 양말을 벗을 때는 잡을 수 있는 손잡이나 아예 앉아서 사용하는 낮은 의자가 필요하다. 벗은 옷을 담아둘 바구니도 미리 준비해둔다.

파킨슨병 환자는 비누를 손에 쥐고 쓰다가 잘 떨어뜨리는데, 그러면 비누의 미끄러운 부분이 바닥에 묻어 사고 위험을 높인다. 따라서 벽에 비누를 부착하는 장치를 달거나 아예 액체형 펌프 타입 제품을 사용해야 놓칠 가능성이 적고 쉽게 이용할 수 있다. 목욕할 때는 스펀지에 묻혀가며 씻는다. 욕실에서 사용하는 양치 컵 등은 떨림 때문에 손에 쥐기 어렵고 떨어뜨리기도 쉬우니 유리컵보다는 덜 위험한 플라스틱 컵을 사용한다. 손을 심하게 떤다면 면도를 할 때 수동 면도기보다는 잡기 편하고 자신에게 잘 맞는 전기면 도기를 구입해 사용하자.

양치질은 가능하면 전동 칫솔을 이용하면 사용하기 쉽고 피로감도 덜하며 더 꼼꼼하게 닦을 수 있다. 양치 후에는 구강청결제를 이용해 마무리하면 양치 효과가 높아진다.

침실에서 주의해야 할 것들

노약자들은 대부분 방바닥에서 생활하는 것보다 침대 생활을 하는 것이 좋다. 다만 침대는 높이가 적당해야 하며 너무 높거나 낮으면 오르고 내려올 때 불편할 수 있다. 따라서 침대를 구입한다면 높이를 반드시 확인해야 한다. 침대는 일어나기 쉽도록 무릎 높이 정도 되는 것을 고르고, 측면에 손잡이가 없다면 관련 제품을 사서 달아 몸을 뒤집거나 일어날 때 사용하도록 한다.

침대 매트리스는 푹신푹신한 것보다 단단한 것이 낫다.

야간에 소변을 자주 본다면 침대 옆이나 아래에 휴대용 소변기 또는 이동식 간이 변기를 준비해두는 것도 좋다. 만약 요실금이 문제가 된다면 방수 매트리스를 사용하거나 비닐 커버 등을 매트리스에 씌운다.

환자가 몸이 불편해 침대에서 생활한다면 주변 환경을 최대한 쾌적하게 만들어주는 것이 좋다. 침대를 창문 가까이에 두어 밖을 내다볼 수 있게 하거나, 사진 혹은 아름다운 그림의 액자, 예쁜 꽃을 담은 꽃병을 가까이 두는 것도 좋다. 너무 오래 보면 결코 좋지는 않지만, 배려 차원에서 환자 전용 TV를 설치해두고 리모컨을 마련해둔다. 환자가 주로 사용하는 물건을 넣어두는 간이 장식장이나 테이블을 침대 머리맡에 두고 물건을 보관하면 환자가 직접 꺼내 사용하기 좋다. 밤에 물을 자주 마신다면 침대 근처에 물병을 두며, 대롱이나 간이 마개가 붙은 스포츠 물병을 사용해 물을 찾다가 엎지르는 일이 없도록 한다.

주방 활동을 위한 주의 사항

파킨슨병 환자는 주방에서 무언가를 하는 것 자체에 어려움을 겪을 수 있다. 예를 들면 냉장고, 김치냉장고, 오븐 등의 문이나 선반을 열다가 물건이 떨어질 수 있고, 칼 혹은 뾰족한 물건에 발등을 찍힐 수도 있다. 따라서 음식이나 조리 기구 등을 잘 배치해야 하며, 이상 증상이 생겨 평소 잘 넘어진다면 미리 할 일을 잘 계획해 천천히 움직여야 넘어지지 않는다.

기본적으로 주방은 사람들이 늘 사용하는 공간일 뿐만 아니라 다양한 음식을 만드는 작업 공간이고 칼, 수저, 식기, 접시 등 다양한 물품이 존재하기에 편리성과 안전성을 함께 고려해야 한다. 가급적 접시나 그릇 등을 높이 쌓아놓지 않는 것이 좋다. 접시 등이 한꺼번에 무너질 우려도 있고, 그것들을 붙잡고 함께 넘어지면 대형 사고로 이어지기 때문이다. 따라서 자주 사용하는 물건은 낮은 곳, 가까운 곳에 보관하고, 위험한 칼 등은 혹시 일어날 수 있는 사고에 대비해 안전하게 보관해야 한다. 냉장고의 경우 최근 많이 나와 있는 양문형을 사용하는 것이 편리하다. 그것도 아니면 다양한 밀폐 용기를 최대한 활용해 정리·정돈하면 꺼내고 넣기 편리하고, 쏟아지지 않아서 좋다. 싱크대의 수전은 제어하기 쉬운 단일 핸들 제품을 사용한다.

파킨슨 환자에게 맞는 침대와 의자 고르기

파킨슨병 환자에게는 일반 바닥에서 자는 것보다는 침대가 더 편하다. 침대를 구입할 때 환자가 꼭 직접 누워보고 폭과 높이 등을 확인해야 한다. 발을 늘어뜨렸을 때 높이가 너무 낮거나 높으면 곤란하기 때문이다. 경우에 따라 높이 조절이 가능한 환자용 침대를 사는 것도 좋다. 자리에서 일어나기 편하고 여러모로 환자에게 편리하기 때문이다. 아니라면 이런 기능이 있는 침대를 구입한다. 그리고 낮에 힘든 일이 있었더라도 밤에 푹 자기 위해서 가능하면 침대는 낮에 사용하지 않는다.

의자 역시 편한 것을 고르고 사용하면서 증상에 맞춰 조금씩 조정한다. 특히 의자는 낮에 사용하는 시간이 길기 때문에 앉았을 때 불편한 점은 없는지 확인해야 한다. 주의할 점은 앉기에 편하고 마음에 드는 의자가 하나뿐이라면 언제나 같은 자리에 앉아 생활하게 된다는 것이다. 그렇게 되면 움직임도 줄어든다. 따라서 가능하면 집 안 여기저기에 마음에 들고 편한 의자를 배치해 어디에서든지 걷다가 앉아서 쉬고, 또다시 걷는 등 쾌적하게 움직일 수 있도록 하자.

의자는 등받이가 너무 높거나 뒤로 지나치게 많이 젖혀지지 않는 것을 택한다. 등받이가 뒤로 젖혀 있으면 당연히 일어나기가 불편하다. 또 앉는 부분에 여유가 있어야 한다. 너무 푹신하지 않은지도 따져봐야 한다. 푹신하면 느낌은 좋지만 몸이 푹 가라앉아 자리에서 일어나거나 움직이기 힘들다. 일반 성인도 이런 종류의 의자에서 일어서는 것은 불편하다.

탄력이 적당해 몸을 지탱해줄 수 있고 일어날 때도 도움이 되는 쿠션이 장착된 의자가 좋다. 당연한 말이지만 앉거나 일어설 때 몸을 받쳐줄 수 있는 손잡이가 있는 제품을 고른다. 또 앉았을 때 발이 자연스럽게 바닥에 닿는 높이가 가장 적당하다.

파킨슨병 환자의 외출과 여행

파킨슨병 환자는 손발이 떨리고 움직임이 느려지며 몸이 굳는 등의 운동 증상과 우울감, 인지 기능 저하 등 감정 변화로 외부 활동을 꺼린다. 하지만 파킨슨병 때문에 일부러 외출이나 활동을 줄일 필요는 없으며, 자신의 의지와 노력을 통해 여행 혹은 취미 활동을 계속해나갈 수 있다. 물론 질병 이전으로 완전히 회복하는 것은 아니기에 외출과 운전, 여행 등 일상생활이 제한될 수는 있다. 하지만 긍정적인 생각과 구체적인 노력으로 일상생활에서 할 수 있는 일과 방법을 찾는다면 생각보다 더 많은 일을 즐겁게 할 수 있다.

파킨슨병 환자의 근거리 외출

외출하기 전 조금 시간을 내 오늘 외출해서 해야 할 일을 생각해보는 시간을 가진다. 그리고 떠나기 전에 미리 처리할 일, 들러야 할 곳의 순서를 정하고 그곳에서 어떤 일을 언제 얼마만큼 처리할지, 또 누구를 만나고 무엇을 주거나 받고 떠나야 할지 확실히 정한 다음에 출발하는 것이 좋다. 이를 위해 메모지나 스마트폰의 메모 기능을 활용하는 것도 좋은 방법이다.

다만 관공서나 은행의 월말 마감 등 시간제한을 내 의지로 정할 수 없는 곳은 해당 공간에서 충분한 시간을 보내도록 스케줄을 조정하자. 만약 처리할 일이 많다면 중요하지 않은 일은 메모지 아래에 적어 시간이 부족할 때는 다음 외출로 미룬다.

가까운 곳으로 외출할 때는 기본적으로 도보로 이동하는 것이 대부분이다. 몸의 균형에 문제가 생겨 보행에 불편을 겪는 파킨슨병 환자의 보행을 돕기 위한 보조 도구가 다양하게 나와 있는데, 경미한 균형 이상이 있을 때는 지팡이를 사용해 이동하자. 걷기 힘들 때는 보행기나 휠체어를 이용해 외출 준비를 한다.

계단을 오르내리는 일은 파킨슨병 환자뿐 아니라 일반 노인에게도 어려운 일이다. 따라서 만약 계단을 이용해야 한다면 난간 손잡이나 벽면을 잡고 오르내리자. 균형 감각이 떨어진다면 양손으로 계단 난간을 잡고 옆걸음으로 오르내리는 것이 더 안전하다. 연속해서 많은 계단을 올라가는 것이 힘들면 한 번에 한 계단씩 천천히 오르고, 부축하는 사람은 환자보다 한 계단 정도 아래에서 부축하는 것이 안전하다. 만약 도저히 계단을 오르내릴 자신이 없다면 아쉽지만 그곳은 피하는 것이 바람직하다.

파킨슨병 환자는 시간이 흐르면 신체장애뿐 아니라 인지기능장애도 겪게 된다. 그리고 복용하는 일부 약품이 운전능력에 영향을 주는 것도 사실이다. 하지만 운전을 오랫동안 해오던 사람에게 운전을 하지 못하게 막으면 활동의 제약과 불편을 가져오기 때문에 환자가 받아들이기 힘들다. 본인이 스스로 운전하는 것이 위험하다는 사실을 깨닫고 그만두어야 가능한 일이다. 그러므로 주변에서 진지하게 충고할 필요가 있다.

한편 차를 탈 때는 차를 등지고 서서 엉덩이가 먼저 들어가게 하고, 다리를 돌려 승차하는 것이 수월하다. 차에서 내릴 때는 들어갈 때와 반대로 다리를 먼저 돌려 내리고, 두

다리를 이용해 일어서면 된다. 이렇게 하면 소파에서 일어나는 것과 같은 원리가 된다. 따라서 자동차도 소파처럼 헝겊보다는 가죽 시트를 선택해야 몸을 돌려 타고 내리는 데 편리하다.

휴대폰은 목에 걸거나 고리를 달아 주머니에 넣어 잃어버리지 않도록 한다. 함께 외출한 가족이나 친구의 전화번호를 미리 등록해두거나 외출하기 전 전화를 걸어 번호가 남아 있도록 한 다음 외출한다. 그래야 급하게 필요할 때 바로 이전에 전화한 리스트에서 찾아 연락할 수 있다.

식당에 가야 한다면 미리 적당한 음식점을 정한 후 자리를 예약해두는 것이 좋다. 일단 바닥에 앉는 좌식 테이블보다는 탁자로 된 곳이 훨씬 편하기 때문에 가능하면 테이블 자리로 예약한다. 그리고 식당 가장 안쪽 가운데 자리보다는 바깥쪽에 있는 자리를 예약하는 것이 어디로건 드나들기에 좋다. 만일 휠체어를 탄다면 테이블 공간과 이동을 위한 공간이 충분히 여유가 있는지 확인해야 한다. 휠체어를 사용할 수 있는 좌석 또는 의자에서 쉽게 휠체어를 타고 들어올 수 있어야 하기 때문에 특별한 문제는 없는지 미리 알아둔다. 영화나 공연을 보러 간다면 인터넷을 통해 휠체어 이용 가능 좌석을 알아볼 수 있다. 그런 곳은 공간이 넓고 이동하기 쉬운 맨 앞이나 중간의 통로 좌석인 경우가 대부분이니 편리하게 이용할 수 있을 것이다.

만약 약물을 복용하고 있다면 약물이 효과를 발휘하는 시간에 맞춰 식사를 하는 편이 좋다. 그리고 번잡스러움을 피하려면 일반적인 식사 시간보다 조금 일찍 혹은 조금 늦게 식사를 하며, 식사 시간도 여유 있게 잡는다.

파킨슨병 환자의 장거리 여행

파킨슨병 때문에 국내 장거리 여행이나 해외여행을 하지 못할 이유는 전혀 없다. 여행 장소와 일정을 고려해 꼼꼼하게 준비만 한다면 누구보다 편안하고 즐겁게 여행할 수 있다. 장거리 여행 준비에 도움이 되는 몇 가지 사항을 정리해 보면 다음과 같다. 참고로 해당 내용 중 많은 부분이 노년층 여행에 필요한 부분과 일치한다.

일단 비행기는 물론 버스나 승용차로 장거리 여행을 한다면 목이 뻣뻣해지고 오래 앉아 있는 것이 힘들어진다. 이때 U자 모양 목 베개를 사용하면 피로를 푸는 데 도움이 된다.

장거리 여행에서 짐을 넣은 가방은 어깨에 걸치거나 손으로 드는 것보다는 바퀴 달린 것이 편리하다. 필요하면 바닥에 놓고 앉을 수 있는 것이라면 더 좋다. 가방은 되도록 가볍고 내구성 뛰어난 것으로 선택하고, 색깔이 밝은 것을 골라 다른 여행객들 가방 사이에서 금방 찾을 수 있도록 한다.

짐을 쌀 때는 식사하면서 음식물을 흘릴 경우 등을 대비해 여벌 옷을 넉넉히 준비하는 것이 좋다. 짐을 꾸릴 때 잊지 말아야 할 것이 복용하던 약을 챙기는 일이다. 복용할 약을 하루 치씩 넣어둔 케이스와 가벼운 플라스틱 컵, 빨대를 챙기면 도움이 된다. 혹시 모르니 타지에 머무는 기간이 길어져 진료와 처방이 필요할 경우를 대비해 현재 복용하는 약 등의 처방전과 담당 의사의 소견서를 가지고 가는 것도 권한다.

항공기로 여행한다면 항공권 예약 시나 항공사 사이트

등에서 필요한 경우 저지방식, 채식 위주 식사를 사전에 요구할 수 있다. 특별히 냉장 보관이 필요한 약품이나 주사약을 휴대하고 장거리 여행을 해야 한다면 승무원에게 보관을 부탁하는 것도 가능하다. 그리고 화장실에 자주 가야 한다면 화장실과 가까운 좌석을 예약할 수 있다. 필요하다면 자녀의 도움을 받아서라도 미리미리 좌석과 이런 사항을 챙기자. 승무원들은 입국이나 출국 시 지팡이, 가방 등 소지품을 정리하는 데 도움을 줄 것이다. 그리고 공항에서는 보행에 어려움이 있는 승객을 위한 휠체어 이동 도우미 서비스를 제공하니 이를 이용해 편하게 여행하자.

 ## 파킨슨병 환자의 의衣와 식食

편하게 먹고 입을 수 있어야 마음이 안정되는 법이다. 노인이 되면 음식과 의복에 대한 선호도가 일정 부분 습관처럼 자리 잡게 마련이다. 따라서 파킨슨병이 생겼다고 해서 이런 성향이나 습관을 완전히 무시할 수는 없다. 그런 만큼 환자의 생활 패턴과 취향을 고려하자.

파킨슨병 환자의 의생활

몸을 말끔하게 유지하기 어려운 환자일수록 깔끔하게 씻고, 스스로 세련되게 옷 입는 것에 대한 열정이 있어야 한다. 몸을 가꾸고 옷을 잘 입기 위해서는 약효가 잘 작용할 때 입으면 좋고, 옷 입는 데 여유롭게 시간을 배정해 허둥대는 일이 없도록 한다.

사실 옷 입는 것이 뭐 대단할까 싶지만, 옷 입는 과정에는 미세한 손동작이나 정밀한 양손의 협응이 필요하다. 그런 이유로 파킨슨병 환자는 통증이나 강직으로 옷을 입고 벗을 때 지장을 받는 경우가 많다. 보통은 입고 벗기 쉽도록 잘 늘어나고 헐렁하며 단순한 옷을 입는다. 단추가 앞에 달린 옷이 등 뒤에 단추가 달리거나, 지퍼 달린 옷보다 입기 편하다. 지퍼나 단추 대신 고무 재질의 허리띠나 찍찍이라 부르는 벨크로로 된 옷을 선택하며, 한 사이즈 큰 옷을 구입하면 입고 벗기에 편리하다. 넥타이는 머리가 이미 묶여 있어 목에 살짝 걸고 당겨주기만 하면 되는 제품을 사용하면 좋다. 브래지어도 고리가 앞에 달린 것이 입고 벗기 더 쉽다.

움직이기 편안한 옷을 고르는 것이 중요한데, 이는 디자인의 문제만이 아니다. 몸에 잘 맞아 움직임을 방해하지 않고 신축성이 있는 것을 선택한다. 소매나 몸통이 넉넉한 것이 몸을 편안하게 움직일 수 있도록 돕는다. 하지만 너무 펑퍼짐한 디자인은 취향에 맞지 않을 수도 있고 오히려 불편할 수 있으니 각자의 선택에 따른다.

옷을 입고 벗을 때는 편한 순서대로 한다. 항상 강직이 심한 부위부터 입고, 벗을 때는 강직이 강한 쪽부터 벗는다. 가능하면 약이 잘 작용해 운동성이 최상일 때 옷을 입는다. 그리고 옷을 입기 전에 스트레칭 등 운동을 해서 근육을 따뜻하게 해주면 보다 매끄럽게 옷을 입을 수 있다.

거울 앞에서 옷을 입으면 실수를 줄일 수 있다. 양말도 신기 전에 한번 끌어당겨 미리 손으로 늘려놓으면 발이 양말 속으로 잘 들어간다. 신발도 일반 끈 대신 고무 밴드나 벨크로 등 앞을 조정하는 제품을 사용하고, 구둣주걱도 단단하고 자루가 긴 것으로 마련해 현관에 걸어둔다. 자루가 긴 것을 사용하면 몸을 구부리는 것을 최소화할 수 있어 몸에 부담을 덜 준다. 이렇게 만반의 준비를 한다고 해도 일반인보다 시간이 더 많이 걸린다. 따라서 본인은 물론 가족과 간병인은 환자가 옷을 입는 데 충분한 시간을 쓸 수 있도록 부담을 주지 않고 지켜보는 것이 좋다. 서두르는 것이 스트레스로 이어질 수 있으며, 증상을 악화시킬 수 있기 때문이다.

이처럼 옷을 갈아입는 것이 불편하니 어떤 환자들은 저녁에 입은 잠옷을 낮에도 그대로 입고 집에서만 지내는 경우도 있다. 물론 땀을 별로 흘리지 않았고 깨끗하게 입었다면 편하게 한 번 더 입는 것이 나쁘지 않지만, 옷을 입고 벗는 것을 훈련이라 생각하고 시도해보면 도움이 된다. 그리고 아침에 일어나 새로운 마음으로 다른 옷으로 갈아입는 것이 몸과 마음을 활기차게 만드니 적극적으로 시도해보자. 아침에 옷을 갈아입으면 기분이 전환되고, 적극적으로 활동하고 싶다는 생각을 불러일으켜 의욕적으로 움직이게 되며, 활동에 따른 자연스러운 피로감으로 밤에 편안하게 휴식을 취할 수 있는 나름의 생활 리듬이 생긴다. 또 옷을 갈아입을 때 균형을 잃어 넘어지기 쉬우므로 입고 벗는 습관을 들이면 훨씬 수월하게 옷을 입을 수 있게 된다.

파킨슨병 환자의 식생활

먹고 싶은 음식을 마음껏 먹는 것은 포기할 수 없는 즐거움이다. 파킨슨병에 걸렸다고 해서 이런 즐거움을 포기해서는 안 된다. 음식은 부드럽고 먹기 좋게 조리하고, 식기는 사용하기 편한 것으로 준비해 먹는 즐거움을 충분히 느끼도록 하자. 다만 파킨슨병이 아니더라도 나이가 들면 씹는 힘이 약해지고 음식을 넘기기가 힘들다. 그러니 집에서 식사를 하든, 외식을 하든 재료를 잘게 자르거나 부드럽게 하는 등 먹기 쉬운 방법을 찾아 조리하거나 주문하자.

칼집을 넣거나 푹 삶아 부드럽게 조리하거나, 물기 없이 퍽퍽한 것보다는 약간 걸쭉하게 하는 편이 먹기 쉽고 목이 멜 염려도 없다. 먹기 편하게 조리하는 것도 중요하지만 접시에 담긴 모습 등을 보고 시각적으로 식욕을 돋게 하는 것도 빼놓을 수 없다. 눈으로도 식사를 즐긴다는 사실을 잊지 말자. 그리고 식사하는 곳은 의자가 안정된 상태를 유지하기 좋은 곳으로 정한다.

식사할 때는 사용하기 편리한 자신만의 식기를 이용하는 것이 좋다. 음식을 흘리는 것에 대비해 식탁 매트나 앞치마, 손 닦는 수건 등을 준비하고 식사 시간을 마음 편하게 즐긴다. 주로 손잡이가 넉넉한 컵을 쓰는데, 손잡이에 네 손가락을 전부 넣고 안정감 있게 손 전체로 힘주어 잡을 수 있는 컵을 사용한다. 접시의 경우 가장자리가 수직으로 꺾인 각진 그릇이나 접시를 쓴다. 손목을 섬세하게 움직이지 않고도 숟가락과 포크로 접시에 있는 음식을 가장자리로 모을 수 있어 편하다. 그대로 들어 올리면 접시 밖으로 떨어뜨리지 않고 간단히 음식을 뜰 수 있다.

손잡이의 곡선이나 두께를 손 전체로 쥐기 편하게 조절해 만든 특수 젓가락도 있다. 젓가락 사이에 스프링이 달려 있어 음식을 집기 쉽다. 손잡이 부분이 두툼한 숟가락과 포크는 파킨슨병 환자가 쓰기 좋다. 일반 숟가락, 포크에 손수건이나 고무줄 같은 것을 감아서 사용해도 된다. 숟가락 부분의 각도를 조절할 수 있도록 고안된 것도 있다. 또 포크나 숟가락을 움직일 때 식기가 같이 미끄러지는 경우를 대비해 고무 매트를 식기 밑에 깔아 안정적으로 식사할 수 있도록 한다.

식사로 증상을 완화하는 것도 생각해볼 수 있다. 파킨슨병의 전조 증상으로 나타나기 쉬운 것이 변비와 현기증인데, 이는 식이요법으로 해소할 수 있다. 먼저 현기증은 뇌에 일시적으로 혈액이 부족해지면 나타나는 증상이다. 뇌에 보다 많은 혈액을 보내기 위해서는 고혈압이 아니라면 염분을 평소보다 조금 많이 섭취해 혈압을 올리는 것이 좋다. 다만 전체 음식에 간을 세게 하는 것이 아니라 자신이 덜어서 먹는 것에만 간한다. 그리고 수분을 충분히 섭취해도 현기증 완화에 도움이 된다. 몸속에 수분이 많아지면 그만큼 혈액량이 많아지고 현기증도 잘 나타나지 않는다. 대체로 하루에 6~8잔의 물을 마시면 적당하다.

변비로 고생한다면 식이 섬유를 많이 먹는다. 식이 섬유를 많이 섭취하면 변의 양이 늘어 배변하기 쉬워진다. 하지만 식이 섬유가 풍부한 음식 재료에만 매달리기보다는 균형 잡힌 식사를 통해 꾸준히 섭취하는 게 좋다. 고기보다는 발효 식품이나 채소를 많이 사용하는 전통 음식을 통해 식이 섬유를 더 많이 섭취할 수 있다.

 ## 파킨슨병 환자의 일상생활 가이드

파킨슨병 환자가 일상생활을 좀 더 편리하게 하기 위해서는 매일 생활하는 집 안을 안전하고 쾌적하게 가꾸고 주변과 행복한 시간을 공유할 방법을 찾자. 둘러보면 경직 증상을 완화하고 움직임을 편안하게 하는 방법이 많다.

먼저 할 수 있는 일을 즐기면서 한다는 긍정적인 마음가짐을 가져보자. 병에 걸렸다고 해서 할 수 없는 일이 갑자기 무더기로 생기는 것은 아니다. 사실 할 수 없는 일은 병에 걸리기 전에도 할 수 없던 것이다. 오히려 지금까지 하던 일을 계속하고 주변 사람들에게 의존하지 않는 것이 좋다. 환자가 스스로 일하는 것이 치료에도 도움이 되기 때문이다.

하고 싶은 것에 욕심을 내보자. 물론 환자이기 때문에 몸이 피곤하면 되도록 적게 움직이고 안정을 취하는 것이 맞다. 조금 움직이다가 힘들다고 포기하기도 쉽다. 핑곗거리가 있기 때문이다. 그러나 이럴 때일수록 더 적극적으로 움직여보기를 권한다. 무리한 운동은 피하되 일상생활에서는 좀 더 적극적으로 이것저것 도전해보자. 운동뿐 아니라 취미 생활을 하면서도 몸과 마음에 생기를 북돋을 수 있다. 가능한 한 평소 생활을 유지하면서 다양한 방법을 찾아 스스로 노력해보자.

파킨슨병 환자의 운동 또한 치료에 중요한 역할을 한다. 재활 훈련이라고 해서 특별한 것이 아니다. 생활 속에서 몸을 열심히 움직이는 것도 재활 훈련이 될 수 있다. 일이나 취미, 사회 활동 등을 지금까지 해온 것처럼 계속하면 생활에 활력소가 된다. 좋아하는 일이라면 몸을 움직이는 것도 생각만큼 고통스럽지 않기 때문이다.

몸을 움직일 기회를 놓치지 않고 어떤 일에든 흥미를 갖고 천천히, 규칙적으로 행동해보자. 귀찮다고 할 수 있는 일을 미뤄두고 누워만 지내는 것은 좋지 않다. 전보다 시간이 더 걸리더라도 조급해하지 말고 천천히 노력하자. 낮에는 활동적으로 몸을 움직이고 밤에는 일찍 잠자리에 드는 규칙적인 생활을 하는 것이 바람직하다. 앞에서도 말했지만 낮에 활기 있게 지내려면 먼저 씻고 옷을 갈아입은 후 흥미로운 일에 도전해야 한다. 낮잠은 숙면을 방해하므로 가능하면 피하고, 피곤하더라도 눕지 말고 앉아서 휴식을 취하면 밤에 숙면을 이룰 수 있다.

수면 부족은 파킨슨병 치료에 큰 적이다. 밤에 숙면을 취하는 것은 약효를 크게 발휘하도록 하기 때문이다. 따라서 전날 저녁에 잠을 충분히 자지 못하면 다음 날 약이 잘 듣지 않거나 효과가 떨어질 수 있다. 낮에 활동적으로 몸을 움직이고 밤에 기분 좋게 잠자리에 드는 것이 치료에 크게 도움이 된다.

파킨슨병 환자들이 겪는 대소변 문제는 변비와 빈뇨다. 두 가지 모두 매우 괴롭지만 수분을 적당히 섭취하거나 화장실 가는 시간을 조절하면 개선 가능하다. 물을 너무 적게 마시면 변비로 고생할 수 있고, 반대로 너무 많이 마시면 빈뇨 때문에 귀찮을 수 있다. 따라서 대소변 문제를 해소하기 위해서는 수분을 적당히 섭취하는 것이 필요하다. 아침에 일어나자마자 넉넉히 1~2잔의 물로 장을 자극해 장운동을 활발하게 해주는 것이 변비 해소에 효과가 있다. 화장실은 매일 아침 정해진 시간에 10분 정도 이용하는 것을 생활화한다. 아침 식사를 한 다음 화장실에 가는 리듬에 자연스럽게 젖어들도록 하는 것이다. 이처럼 배변도 습관 들이기에 따라 개선할 수 있다. 변의가 느껴지지 않더라도 매일 아침 규칙적으로 화장실에 가는 습관을 들이면 배변 습관이 바로잡힌다.

화장실은 미리미리 가는 것이 좋다. 특히 참는 것은 금물이다. 그러나 너무 민감해지지 않는 것이 좋다. 파킨슨병 환자는 소변을 참는 힘이 약해져 배뇨에 문제가 생기기 쉽다.

이런 이유 때문에 혹시 실수할까 하는 두려움에 아예 외출을 삼가는 사람도 있는데, 이는 바람직하지 않다. 외출할 때는 요실금용 패드를 착용하는 등 적극적으로 대응하자. 약간의 요실금은 어쩔 수 없는 일이라고 생각해 편안하게 받아들인다.

사실 파킨슨병 진단 후 환자들은 직접적으로 말하지는 않지만 혼란스러워한다. 보편적으로 알려진 질환도 아니고 주변에 앓는 사람도 많지 않아 두렵기 때문이다. 평생 안고 가야 한다는 부담감도 만만치 않다. 경제적인 문제, 직장과 가족과의 관계 등도 심적 부담으로 작용한다. 이런저런 이유로 파킨슨병 환자의 절반 가까이가 우울증을 경험한다. 우울증의 원인은 진단 후 변화되는 상황과 흑색질 신경세포의 사멸, 세로토닌 분비 저하다. 즉 뇌 내부의 내인성과 외부 환경에 대한 외인성이 모두 원인으로 작용한다. 항우울제는 파킨슨병과 연관된 우울증에 비교적 좋은 효과를 나타낸다. 하지만 이것만으로는 부족하다. 우울감이 밀려올 때는 밖으로 나가 햇살과 공기를 만끽하며 걷고, 친한 친구나 가족과 함께 여유 있는 시간을 보내는 것이 사소하지만 매우 효과적인 치료법이 된다. 반려동물을 키우는 것도 생각해볼 수 있다. 여러 노력을 통해 파킨슨병이 불러오는 생활의 어려움을 조절할 수 있으며 즐겁고 활기 있는 생활을 계속할 수 있다.

자신에게 적합한 악기나 그림을 배울 수도 있다. 다양한 소규모 모임을 통해 사람들과 배움을 접할 수도 있고, 유튜브 같은 영상을 통해 혼자 꾸준히 배움을 이어갈 수도 있다. 다양한 직업에 종사하는 사람과 교류하고 사회 활동을 함께 할 수도 있다. 이렇듯 지금은 우울증을 떨쳐버리는 데 도움이 되는 방법이 과거보다 훨씬 더 다양해졌다.

파킨슨병이 진행되면 기억력 저하 등 인지 기능에 장애가 나타난다. 병이 많이 진행되지 않은 환자도 일상 활동이 줄어들고 정서적으로 우울할 때 기억력 저하를 경험한다. 이럴 때는 메모지를 사서 꼭 기억해야 할 일이 아니라도 명언, 재미있는 내용의 글 등을 냉장고, 욕실 거울, 현관문 등 잘 보이는 곳에 써서 붙여두고 읽으면 도움이 된다.

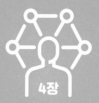

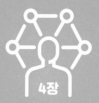4장

파킨슨병의
치료와 간병

Parkinson's
Disease

파킨슨병의 증상과 이에 관련된 정보를 통해 사전에 대비하는 것은 매우 큰 도움이 된다. 또 환자와 그 가족, 간병인 등이 체계적이고 능동적으로 행동하는 것이 환자는 물론 관련된 모든 사람들의 삶을 향상시키는 데 도움이 된다. 4장에서는 파킨슨병 치료를 돕기 위한 보다 많은 조언과 견해를 다룬다.

파킨슨병을 치료하는 약물

파킨슨병을 치료하기 위해서는 크게 약물치료와 운동요법, 생활 습관 개선이 필요하다. 약을 적절히 사용해 증상을 완화하고 운동을 통해 체력을 유지하며 생활 습관을 개선해 불편을 줄이는 식이다. 약물, 운동, 생활 습관 중 어느 것 하나라도 빠지면 충분한 치료 효과를 얻기 어렵고, 이 세 가지가 조화를 이룰 때 비로소 독립적이고 질 높은 생활을 유지해나갈 수 있다.

파킨슨병 치료에 사용하는 약은 매우 다양하다. 파킨슨병 치료약은 여러 면에서 증상을 개선하는 작용을 한다. 이

들 약을 서로 조합하고 용량과 복용 시간대를 조정해 효과를 최대한 이끌어내는 것이 약물치료의 핵심이라고 할 수 있다. 약의 효과를 오랫동안 유지하기 위해서는 약에 대해 잘 알아야 한다. 그러나 환자의 질환 진행 속도, 주요 증상, 진행 단계, 체력, 나이, 병력이 모두 다르기 때문에 치료 약물의 조합과 복용 횟수에는 그야말로 무한대의 경우의 수가 있으므로 환자나 그 가족은 상식적인 부분만 알고 있으면 된다. 나머지는 담당 주치의와 상담해 결정해야 할 부분이다.

파킨슨병은 아직 완전한 치료제가 없기 때문에 유병 기간이 길어질수록 점점 더 불편해진다. 복용 후 3~5년이 경과하면서 약효가 바로 나타나지 않는 온-오프**on-off** 현상, 전신이 심하게 요동치는 이상운동증, 환각, 환청, 환시, 위장장애, 변비, 이상 발한, 하지 부종, 구강 건조, 오심, 구토 등의 부작용이 나타나기도 한다.

약물치료에서 절대적으로 주의할 것은 적은 용량부터 시작해 서서히 증량해야 한다는 점이다. 예로부터 현명한 환자는 약을 적절하게 활용한다고 했다. 파킨슨병 치료약은 대부분 장기간 복용해야 한다. 따라서 초기부터 고용량을 고집하지 말고 증상의 80% 정도를 완화하는 데 만족하면서 출발하는 것이 좋다. 이렇게 하면 초기 부작용 발생을 줄일 수 있으며, 부작용을 최소화하면서 장기간 관리할 수 있기 때문이다. 도파민성 약물은 증상을 완전히 완화하지 못하며, 파킨슨병은 진행성 질환이므로 증상이 조금씩 심해진다. 이처럼 약물치료에는 한계가 있다. 약물 각각의 효능, 용량, 부작용, 금기 사항 등이 다르기 때문에 이에 대해 숙지해야 한다. 전형적인 파킨슨병의 증상 외에 다른 증상이 나타나면 복용 중인 약물의 부작용인지, 새로운 질병에 의한 것인지 검토해야 한다.

파킨슨병 약과 함께 사용하면 안 되는 약도 있다. 소화기 계통 약, 위산 억제제, 고혈압약, 변비약 등이다. 감기약이라도 반드시 의사와 상의해 복용을 결정한다. 이는 건강 기능 식품도 마찬가지다. 대개는 영향을 미치지 않지만, 어떤 것들은 파킨슨병 약의 흡수를 방해할 수도 있기 때문이다.

예를 들어 영양 보충을 위한 단백질 제제를 건강 기능 식품으로 섭취한다면 해당 단백질이 약물의 작용을 방해할 수 있다. 따라서 대수롭지 않게 생각하고 무분별하게 섭취하기보다는 의사와 상의하는 것이 좋다.

뇌 속 도파민을 증가시키는 레보도파

파킨슨병에 쓰이는 약물 중에는 뇌 속 도파민 흐름에 직접 관여해 질병의 원인이 되는 도파민 감소를 완화하는 주主 치료약이 있다. 주 치료약은 모두 세 종류다. 이 세 가지 중 레보도파 levodopa 제제가 가장 많이 사용된다.

레보도파는 도파민의 원료가 되는 물질로, 이를 뇌의 흑색질로 보내 도파민의 분비를 늘려 병을 치료한다. 도파민은 약으로 먹더라도 혈액과 뇌 조직 사이 장벽에 막혀 뇌 신경세포까지 도달하지 못하지만, 레보도파는 이 장벽을 통과할 수 있다. 여기에 레보도파를 도파 탈탄산효소 억제제와 배합해 장에서 분해되지 않고 뇌까지 도달하도록 한다.

사실 레보도파 제제는 파킨슨병 약물요법의 핵심이다.

자율신경계 이상 증상을 제외한 모든 파킨슨병의 증상을 치료할 수 있을 정도로 효과가 좋다. 그러나 효과가 큰 만큼 문제점도 있다. 많은 양을 장기간 사용하면 부작용이 나타날 수도 있다는 점이다. 가장 문제가 되는 부작용은 자기도 모르게 목이나 손발이 뒤틀리듯 움직이거나 입을 오물거리는 이상운동증과 약을 먹어도 효과가 지속되지 않고 증세 변동이 심해지는 마모 현상이다.

일반적으로 레보도파를 5년 이상 복용하면 50~75%의 환자가 약효가 있는 동안은 증상이 개선되지만 약효가 떨어지면 움직이기 힘들어지는 운동 동요 현상이나 팔다리를 흔드는 이상운동증 같은 운동 합병증을 경험한다. 그래서 요즘은 일반적으로 레보도파 제제의 용량을 줄이고 다른 약과 병용한다.

레보도파는 식사 전 15분에서 30분 사이에 복용해야 일정한 흡수율을 기대할 수 있다. 하지만 약 복용 후 심한 오심과 구토 등의 부작용이 발생한다면 약을 식사와 함께 복용할 수도 있고, 이것도 도움이 되지 않는다면 '돔페리돈'이라는 약을 사용해 구토를 줄이면 약을 복용하는 데 큰 불편은 없다. 레보도파는 아미노산 덩어리다. 만약 효과가 잘 발현되지 않는다면 단백질 섭취를 줄이거나 식사와 1시간 간격을 두고 복용하는 것이 좋다.

레보도파는 위에서 흡수되지 않고, 소장 벽에 있는 아미노산 운반체와 결합해 흡수된다. 따라서 약물이 위에서 소장으로 내려가는 속도가 느려지거나, 소장의 아미노산 운반체에 영향을 미치면 흡수 시간이 길어지고, 흡수율도 낮아지며, 뇌에 직접 작용하는 정도도 감소한다. 고단백질 식사, 지방질이 많은 식사나 식이 섬유는 위 배출 시간을 늘려 약물 흡수 속도를 늦춘다. 공복 시에는 받아들이지 못해 메스꺼움과 구토를 겪을 수도 있다. 이런 경우 생강차나 침 치료가 도움이 된다.

도파민을 대체하는 약, 도파민 수용체 작용제

'도파민 효현제'라고도 하는 도파민 수용체 작용제 **Dopamine Agonist**는 도파민이 작용하는 도파민 수용체를 자극함으로써 도파민과 같은 효력을 발휘한다. 레보도파 제제의 좋은 파트너라 할 수 있다. 비록 대체제일지라도 수용체가 자극받으면 도파민이 늘어나는 것과 같은 결과를 가져온다.

도파민 수용체 작용제를 사용하면 약이 수용체에 작용함으로써 필요한 자극이 신경세포에 전달된다. 도파민 수용체 작용제는 작용 시간이 길고 마모 현상을 줄여준다. 수용체는 몇 가지가 있는데, 약마다 자극하는 수용체가 다르다. 그렇기 때문에 억제되는 증상도 약마다 미묘하게 다르다.

단독으로 사용하면 레보도파 제제보다 일반적으로 증상을 개선하는 효과는 적지만 장기간 투여에 따른 부작용 또한 적다는 장점이 있다. 따라서 발병 초기 증상이 가벼울 때는 도파민 효현제를 단독으로 투여해 레보도파 장기 투여에 따른 부작용을 줄이고, 레보도파 사용 시점을 늦추는 데 사용되는 경우가 많다. 만약 도파민 효현제 단독 투여만으로 증상이 개선되지 않을 때는 소량의 레보도파를 함께 투여해 증상은 개선하면서 부작용은 줄일 수 있다.

도파민 수용체 작용제 역시 4~5년 사용하면 효과가 떨어진다. 하지만 도파민 수용체 작용제는 종류가 많으므로 쓰던 약 효과가 떨어지면 다른 약으로 바꾸어 치료를 계속할수 있다. 흔한 부작용은 3개월 정도 구역질이나 구토 같은위장장애가 나타나는 것인데, 이는 구토 억제제로 완화할수 있다. 주의할 점은 해당 약물이 졸음을 유발하기 때문에중요한 기계를 조작하거나 운전하는 것은 피해야 한다는것이다.

도파민 분해 효소 억제제

도파민이 생성되었다 해도 수용체와 결합되지 않으면 허무하게 분해되어 사라진다. 따라서 도파민이 분해되는 것을 막아줌으로써 적은 양의 도파민을 유용하게 활용하도록해주는 약을 사용한다. 이를 도파민 분해 효소 억제제라고하는데, 파킨슨병과 관련된 약물 중 비교적 최근에 나온 새로운 형태의 약이다. 그중 대표적인 것이 마오비 억제제인데, 이는 도파민을 분해하는 '마오비'라는 효소의 작용을 방해해 도파민이 분해되는 것을 막는다. 증상이 가벼운 환자는 마오비 억제제만으로도 효과가 나타나지만, 실제는 레보도파 제제와 같이 사용해 레보도파 제제의 작용을 돕는다. 레보도파 제제의 마모 현상을 개선하는 효과도 있다. 단, 한 번에 네 알 이상은 사용할 수 없으며 다른 약과 병행해서 복용하기 힘들다. 그러므로 반드시 병원에서 처방받아야 한다.

보조 치료약

흑색질과 도파민에 작용하는 약 외에도 보조적으로 사용하는 약이 있다. 도파민 자체에는 그다지 작용하지 않지만 다양한 과정을 거쳐 질병을 억제하는 약이다. 노르아드레날린 보충제, 항콜린제, 염산 아만타딘 등이 있다. 보조적으로 사용하는 이들 약은 여러 경로로 작용해 치료 효과를 높여준다.

가장 많이 사용하는 것이 노르아드레날린 보충제다. 노르아드레날린은 도파민과 같은 신경전달물질로, 기저핵의 일부를 이루는 선조체에서 도파민과는 별개로 작용한다. 혈액순환, 대사 활동을 돕는 작용을 하며 부족하면 파킨슨병, 우울증을 유발하는 것으로 알려져 있다. 노르아드레날린이 감소하면 선조체가 원활히 작용하지 못한다. 이때 약으로 노르아드레날린의 분비량을 증가시키면 선조체의 작용이 활발해진다. 레보도파 등과 병행하기도 쉽고 부작용도 적어 보조 치료약으로 사용하는데, 특히 고령 환자에게 많이 쓴다. 또 물에 용해되므로 위산의 산성도가 저하된 사람에게 적합하다.

파킨슨병 증상 중 하나인 발을 끌면서 걷는 보행장애나 자세반사장애 중에는 도파민에 적용하는 약으로는 개선되지 않는 경우가 있다. 이런 증상에 노르아드레날린 보충제가 효과적으로 작용한다. 또 현기증을 완화하고 의욕을 북돋는 효능도 있다.

염산 아만타딘은 흑색질 세포에 작용해 도파민 분비를 촉진한다. 파킨슨병으로 근육이 뻣뻣해진 경우 효과가 있다. 하지만 부작용으로 다리가 붓는 증상이나 불안을 야기하기도 한다. 아만타딘은 원래 인플루엔자를 예방하기 위해 투여했는데, 우연히 파킨슨 증상이 호전되는 것이 발견되어 파킨슨병 약제로 사용되기 시작했다.

항콜린제는 선조체에 작용하는 아세틸콜린이 수용체와 결합하지 못하게 함으로써 도파민과의 균형을 맞춘다. 정상적인 뇌에서는 도파민과 아세틸콜린의 농도가 균형 있게 유지된다. 그러나 파킨슨병 환자의 도파민 농도가 감소하면 아세틸콜린과의 균형이 깨지는데, 항콜린제를 투여하면 아세틸콜린 농도도 같이 낮추어 도파민과 아세틸콜린의 균형을 맞춤으로써 파킨슨 증상을 감소시킨다고 알려져 있다.

주로 팔다리를 떨거나 행동이 느려지는 증상에 효과가 있다. 부작용으로는 화장실을 자주 가거나 치매와 비슷한 증상을 보이는 것이다.

기타 증상을 개선하는 약

파킨슨병 때문에 자율신경계에 장애가 생기면 변비와 위장장애, 현기증같이 직접 관련이 없어 보이는 증상도 나타난다. 파킨슨 치료약 중에는 이 같은 개별적인 증상을 개선하거나 약의 부작용을 줄여주는 것도 있다. 불쾌한 증상을 없앰으로써 삶의 질을 향상시키는 것이 주목적인 약이다. 무엇보다 중요한 것은 증상이 있더라도 너무 예민해지거나 포기하지 말고 적응하도록 노력하는 태도다.

 ## 약 복용 시 지켜야 할 기본 원칙

파킨슨 병약을 사용할 때 가장 기본적인 원칙은 '적은 용량으로 천천히' 복용하는 것이다. 처음부터 완전한 효과를 기대한다면 오랫동안 복용하기 어렵다. 장기간 복용하기 위해서라도 처음에는 적당한 효과에 만족하고 인내하며 복용하는 것이 좋다.

따라서 함부로 용량을 바꾸거나 복용을 중단하지 말아야 한다. 레보도파와 도파민 수용체 작용제 등은 뇌의 상태를 일정하게 유지하기 위한 약이다. 몸 상태와는 상관없이 약은 꾸준히 먹어야 한다. 환자가 제멋대로 판단해 약 복용을 중단하거나 용량을 줄여서는 안 된다. 그중 가장 삼가야 할 것이 갑자기 복용을 중단하는 것이다. 감기에 걸렸거나 속이 거북하다는 등의 이유로 약 복용을 임의로 중단하면 증상이 악화될 뿐만 아니라 악성증후군을 일으키는 원인이 된다. 이 증후군은 고열이 나고 몸을 움직이지 못할 정도로 뻣뻣하게 굳는 것이 특징이다. 이런 증상이 나타나면 위험하므로 빨리 구급차를 불러 병원에 가서 링거를 맞아야 한다. 그러므로 감기약이나 소화제 같은 걸 먹는다고 해서 일시적으로라도 파킨슨병 약 복용을 중단해서는 안 된다.

복용량을 임의로 조절하는 것도 위험하다. 1회 복용량은 보통 6~12정 정도인데, 너무 많다고 생각해 불안해하는 환자도 적지 않다. 많다고 생각되면 어느 약이 어떤 기능을 하는지 의사에게 자세히 설명해달라고 하고, 확신을 가진 후 복용하자. 처방한 양을 지키지 않아 증상이 호전되지 않으면 투약을 늘려야 하는 최악의 상황이 발생할 수 있다.

이처럼 약을 제대로 먹는 것도 매우 중요한데, 파킨슨병 약은 용량이 많을 뿐만 아니라 아침, 점심, 저녁으로 약이 다를 때도 있다. 약 먹는 것을 잊어버리거나 다른 약을 먹는 실수를 방지하기 위해서는 항상 약을 원래 두던 곳에 두어야 한다. 그리고 눈에 띄는 곳에 두어야 한다. 서랍이나 가방 안에 넣어두면 약 먹는 것을 잊어버리기 쉽다. 상자 등에 넣어 식탁 위에 놓아두면 식후에 바로 약을 먹는 것을 잊지 않고 챙길 수 있다. 비단 파킨슨병 약뿐 아니라 꼭 필요한 약은 특히 눈에 띄는 곳에 놓아두도록 한다. 가장 간단하게 챙기는 방법은 스마트폰 알람 기능을 사용해 복용 시간을 체크하는 것이다.

약을 먹었는지 안 먹었는지 기억이 나지 않는 일도 종종 있다. 그럴 때는 계획적인 복약을 위해 1회 분량씩 담을 수 있는 휴대용 약통을 이용하면 편리하다. 복용했다면 빈칸으로 남아 있기 때문이다. 일주일 단위로 1일 복용 횟수에 맞춰 직접 만들어 사용할 수 있다.

현재 한국에서 사용하는 파킨슨병 치료제

분류	성분명	제품명
레보도파 제제	레보도파 (levodopa)	마도파(Madopar), 마도파 에이치비에스(Madapar-HBS), 마도파 확산정(Madopar Dispersible), 씨네메트(Sinemet), 씨네메트씨알(Sinemet-CR), 퍼킨(Perkin), 스타레보(Stalevo), 레보다 서방(Levoda PRT), 도파자이드(Dopazide)
도파민 효능제	브로모크립틴 (bromocriptine)	팔로델(Parlodel)
	로피니롤 (ropinirole)	리큅(Requip), 리큅피디(Requip-PD), 뉴큅 (Newquip), 로피맥스(Ropimax), 도파프로(Dopapro), 로큅(Loquip), 로킨스(Rokins), 오니롤(Onirol), 파로킨(Parokin), 파키놀(Parkinol)

분류	성분명	제품명
도파민 효능제	프라미펙솔 (pramipexole)	미라펙스(Mirapex), 미라펙스 서방(Mirapex ER), 프라미펙솔(pramipexole), 미라프 서방(Mirap ER), 프라미펙스(pramipex), 프라펙솔(Prapexole), 피디펙솔(PD-Pexol)
	로티고틴 (rotigotine)	뉴프로 패치(Neupro Patch)
항콜린 제제	트리헥시페니딜 (trihexyphenidyl)	트리헥신(Trihexin)
	벤즈트로핀 (benztropine)	벤즈트로핀(Benztropine)
	프로사이클리딘 (procyclidine)	영프로마(Youngproma), 케마드린(Kemadrin), 파로마(Paroma), 프로이머(Proimer)
콤트(COMT) 효소 억제제	엔타카폰 (entacapone)	콤탄(Comtan)

분류	성분명	제품명
마오비 (MAO-B) 효소 억제제	셀레길린 (selegiline)	마오비(MAO-B)
	라사길린 (rasagiline)	아질렉트(Azilect)
기타	아만타딘 (amantadine)	피케이멜쯔(Pk-merz), 파킨트렐(Parkintrel), 아만타 (Amanta)

파킨슨병 환자의 병원 이용

병원을 가까이하면 여러 정보와 조언을 얻어 병을 치료하는 데 많은 도움을 받을 수 있다. 효과적으로 병원을 이용하려면 내원하기 전에 건강 기록 파일을 준비한다. 과거 질병 내역, 각종 검사 결과, 진단서나 입원 기록 사본, 처방전, 복용 중인 약물 리스트와 새롭게 나타난 증상, 먹은 음식이나 약물 부작용, 현재 먹고 있는 건강 기능 식품 등을 정리해두었다가 담당 의사에게 제출한다. 많은 것을 공유하고 이야기할수록 더 많은 사항을 철저하게 파악할 수 있어 진료 시 도움이 된다.

특히 약물 부작용이 있었다면 경험한 내용을 기록해 진료 시 제시하면 처방할 때 도움이 될 것이다. 또 새로운 병원에서 진료를 받을 경우 기존에 담당하던 의료인의 연락처를 가지고 있으면 도움이 된다.

만약 의사의 설명이나 자료 검색에서 이해되지 않는 부분이 있다면 담당 의사에게 전문 용어가 아닌 일반적인 말로 쉽게 설명해줄 것을 부탁한다. 명의라면 환자가 알고 싶어 하는 것을 충분히 이해할 수 있도록 환자 눈높이에 맞는 적절한 비유와 단어를 선택해 친절히 알려줄 것이다.

파킨슨병 자체는 통원치료가 효과적이기도 하다. 입원해야 할 때는 간단한 검사로 진단하기 어렵고 검사해야 할 항목이 많을 때, 약 복용 후 환자의 증상 변화를 자세히 체크해야 하거나 약의 부작용을 살펴야 할 때다. 입원하면 환자의 불편을 줄일 수 있고, 치료 면에서도 세밀하게 대처할 수 있기 때문이다. 또 복용하던 약을 갑자기 끊어 악성증후군이 나타났다면 급히 입원치료를 해야 한다. 이런 경우 말고는 대부분 통원치료를 한다.

통원치료 중에는 한 달에 한 번 정도 정기적인 진찰을 받는다. 약물치료를 계속 받는 상태라도 마찬가지다. 병원에 다니면서 몸을 움직이는 것도 재활치료의 일부라고 생각하는 것이 좋다.

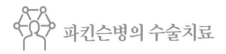# 파킨슨병의 수술치료

파킨슨병에는 두 가지 수술을 적용할 수 있는데, 수술과 약물요법을 병행하면 증상을 개선하고 복용 약을 줄일 수 있다. 파킨슨병 환자 중 수술치료를 적용할 수 있는 대상은 레보도파 부작용으로 증상을 조절하기 어려운 경우, 심각한 위장장애로 약을 사용하기 어려운 경우, 통원 치료가 힘든 경우 등이다. 반대로 수술치료를 하기 어려운 대상은 정신과 증상이나 치매가 있는 경우, 수술을 견딜 수 있는 체력이 안 되는 경우, 뇌질환이나 뇌 위축이 있는 경우 등이다. 하지만 수술은 파킨슨병을 완전히 치료하는 것이 아니라 증상을 완화하는 것이 목적이므로 어디까지나 약을 보조하는 수단으로 고려해야 한다.

"파킨슨병 치료에 반드시 수술이 필요할까"라고 묻는다면 사실 필자는 부정적인 입장이다. 파킨슨병은 약물치료가 개발되기 전에는 수술을 통해 개선했다. 파킨슨병을 본격적으로 연구한 20세기 초에는 실제로 수술을 통해 파킨슨병을 개선하는 예가 많았다. 그러나 현대에는 일부 케이스를 제외하고는 권하지 않는다. 파킨슨병의 첫 수술치료는 뇌의 운동피질을 잘라내 파킨슨병에서 나타나는 떨림을 제거하고자 한 것이었다. 그러나 환자가 한쪽 팔다리를 영원히 움직일 수 없게 되어 곧 이 수술법은 사용하지 않게 되었다. 이후에는 시상을 잘라내는 방법이 등장했지만, 시상은 인체의 모든 감각이 집결하는 곳이기에 파킨슨병 증상은 완화되어도 극심한 후유증이 나타나 이 방법 역시 사용하지 않게 되었다. 현대에 들어 뇌심부자극술이라는 기술이 개발되기는 했지만 여러모로 논란의 여지가 있다.

파킨슨병 수술은 뇌에 전극을 연결해 신경전달을 돕는 것으로 열응고술과 뇌심부자극술이 있다. 지금까지는 열응고술이 많이 보급되었으나 시상 한쪽만 수술해야 하는 등의 단점이 있어 이를 보완한 뇌심부자극술이 등장했다. 뇌심부자극술은 시상의 좌우 양쪽에 모두 시술할 수 있지만 영구적이지 않다는 단점이 있다.

열응고술

두개골에 작은 구멍을 뚫어 목표 부위까지 전극을 연결하고, 이를 통해 열을 가하는 방법이다. 간단히 말하면 해당 부분에 화상을 입혀 활동을 멈추게 하는 것이다. 수술은 한 번으로 끝나고 입원 기간은 2주 정도다. 이전부터 시행되어 비교적 안전하고 수술을 받으면 지속적인 효과가 있다는 점이 확인되었다. 이후에는 평소대로 파킨슨병 치료를 받으면 된다. 다만 시상하핵에는 수술할 수 없다. 또 시상에서도 좌우 양쪽 모두를 시술하면 치매나 정신과적 증상, 말이 어눌해지는 증상이 생기기 때문에 한쪽만 수술해야 한다.

뇌심부자극술

첫 번째 수술에서 약한 전류가 흐르는 전극을 목표 부위에 꽂는다. 일주일 정도 지난 후 본체를 심는 수술을 하고 전극과 본체를 코드로 연결한다. 본체는 가슴이나 등의 피부 밑에 넣고 전극과 연결하는 코드도 두개골과 피부 사이를 통과하기 때문에 외관상으로는 거의 보이지 않는다. 뇌에 심어놓은 전극과 가슴에 심어놓은 본체를 코드로 연결해 뇌 활동을 제어하는 방법이다. 장점은 전극을 정지시키면 본래 상태로 되돌릴 수 있어 어느 부위든 좌우 양쪽에 시술할 수 있다는 것이다. 그러나 입원 기간이 길고 수술 후 얼마 동안은 통원하면서 전류의 강도 등을 조절해야 한다. 또 본체의 전력이 4~5년이면 소모되기 때문에 일정 기간이 흐른 후에는 본체를 교환하는 수술이 필요하다. 그뿐 아니라 전극이 빠지거나 파손될 위험도 있다. 이 수술 역시 모든 환자가 대상이 되는 것은 아니다. 약물치료로 떨림이 조절되지 않는 경우, 장기적 약물치료로 인한 이상운동증 및 운동성 동요가 있는 경우에 한해 시행할 것을 권고한다. 수술 부작용이나 합병증으로는 뇌출혈, 뇌경색, 감염 등이 보고된다.

사실 파킨슨병 치료약을 매일 여러 번, 평생 복용하는 것은 환자에게 큰 부담이다. 따라서 큰마음먹고 수술로 병을 고치겠다고 생각하는 것은 어찌 보면 당연하다. 그러나 수술로 치료한다는 것은 병 자체를 완전히 없앤다는 뜻이 아니라는 점을 알아둘 필요가 있다. 수술은 파킨슨병으로 인한 뇌조직의 생리적 변화를 수술로 감소시켜 환자의 증상을 호전시키는 것뿐이다. 따라서 수술을 한다고 해서 병의 진행이 멈추는 것도 아니고, 수술 후 어느 정도 시간이 지나면 증상이 다시 나타날 수 있다. 또 수술 이후에도 약을 끊을 수 있는 것은 아니고 계속 복용해야 한다. 단지 수술에 성공하면 약 용량을 줄일 수 있고 투약 스케줄을 단순화할 수는 있다. 파킨슨병 치료에서 사용하는 수술법은 보통 부작용이 적기는 하지만, 일단 발생하면 영구적일 수 있으므로 이러한 위험성도 고려해야 한다.

레보도파 부작용이 있어 조절하기 힘들고 위장장애가 심해 약을 마음껏 사용할 수 없으며, 통원 치료가 너무 힘든 경우에 한해 수술을 권하고 싶다. 반면 뇌질환이나 뇌 위축이 있고 정신과 증상이나 치매가 있으며, 체력적으로나 정신적으로 수술을 견뎌낼 힘이 없다면 해서는 안 된다.

파킨슨병 환자의 가족이 알아두어야 할 점

파킨슨병 환자와 가족은 각자 나름의 어려움을 겪는다. 가족은 먼저 병을 올바로 이해하고 환자의 고통을 받아들이려 노력해야 한다. 지나치게 스트레스를 받는 것은 모두에게 좋지 않다. 또 경제적 부담을 조금이라도 덜 수 있도록 의료 지원 정책을 알아두면 도움이 된다.

길게 보고 조급해하지 않는다

파킨슨병은 절대로 단거리 경주가 아니다. 그야말로 장거리 중의 장거리인 국토 종단에 준하는 장기적인 치료가 필요한 병이다. 따라서 가족이 병에 대해 확실하고 올바르게 이해하고 환자의 불안한 감정과 힘든 심정을 헤아리는 것이 중요하다. 가족은 환자에게 누구보다 든든한 버팀목임을 잊지 말자.

가족들은 무조건 역지사지易地思之의 심정으로 환자를 받아주어야 한다. 아프면 서럽다고 하는데, 파킨슨병 환자는 몸이 마음대로 움직여지지 않아 일상적인 동작에도 시간이 걸리고, 이런 상태가 가장 힘들고 화가 나게 마련이다. 물론 간호하다 보면 이런저런 어려움을 겪겠지만, 먼저 환자 입장이 되어 받아들이는 것이 필요하다. 파킨슨병 환자에게는 동작 하나하나가 재활 훈련이라고 봐야 한다. 그러므로 인내심 있게 기다려주고 재촉하지 말아야 한다.

또 가족은 함께 치료한다는 생각으로 환자가 약은 제대로 먹고 있는지, 몸 상태는 괜찮은지, 운동은 하고 있는지 주의 깊게 살핀다. 그리고 무엇보다 환자를 오랜 기간 보살피기 위해서는 먼저 파킨슨병의 특징에 대해 잘 이해해야 한다. 이렇듯 장기적으로 이어지는 투병 생활을 잘해내기 위해서는 길게 보고 대비하는 준비성과 가족 나름의 생활을 흐트러뜨리지 않도록 노력하는 것이 중요하다.

배려하되 제한은 하지 않는다

파킨슨병 환자의 보호자는 답답하더라도 환자를 아기와 같이 잘 보살펴야 한다. 이때 보살핀다는 것은 응석을 다 들어준다는 뜻이 아니다. 아기가 시간이 지나 일어나서 스스로 걷고 무슨 일이건 할 수 있도록 뒷바라지하듯, 자립하도록 지켜보고 보살펴야 한다는 뜻이다. 보호자가 환자에게 화를 내면 환자의 증세가 더 나빠진다.

이처럼 환자가 건강하게 생활할 수 있도록 가족이 배려해야 하지만, 이 말이 이것저것 제한한다는 의미는 아니다. 가깝지도, 멀지도 않은 상태를 유지하는 것이 매우 중요하다. 모든 것을 대신 해주는 것이 진정한 간호라고 생각해서는 곤란하다. 환자가 원할 경우에 도와주고 환자가 안전하게 자립할 환경을 만들어주는 것이 최상의 간호다.

이를 위해서는 주거 환경이나 식사 등을 적극적으로 개선해 환자가 혼자서 할 수 있는 일을 늘려가자. 너무 밀착되어 있으면 의존도가 높아지고 너무 떨어져 있으면 만일의 사태에 대처하기 어렵다. 그야말로 불가근불가원不可近不可遠이다. 적당한 거리에서 지켜보면서 꼭 필요할 때 도움을 주는 것이 좋다. 그렇지만 사고를 방지하기 위해서는 적극적으로 도움을 주어야 한다.

가족은 힘들어하는 환자를 보면 무조건 대신 해주고 싶어 한다. 하지만 지나친 도움과 간섭은 역효과를 불러일으킬 뿐이다. 오히려 환자에게 좋지 않은 영향을 미칠 수도 있으니 우선은 지켜보는 것이 중요하다.

파킨슨병 환자는 정상인이 보면 한없이 답답할 수 있다. 남들 보기에 답답한데, 본인은 어떻겠는가. 환자들은 평소에 하던 일상적인 일에 많은 시간을 할애해야 한다. 또 느린 행동이나 근육 경직으로 매사 의욕이나 감동을 느끼지 못한다. 그러다 보면 점점 주변 사람들에게 의지하려고만 하고 스스로 할 수 있는 일도 안 하게 된다. 어떨 때는 배려가 환자의 삶에 남은 마지막 의욕과 희망의 불씨를 꺼버리는 결과를 낳기도 한다. 그러므로 절대로 앞질러 도와주거나, 따지거나, 비교하거나, 부정하는 말은 하지 않도록 주의한다. "이거 할 수 있어?", "이 정도는 할 수 있겠지?"라는 말은 환자를 더 비참하게 만들고 의기소침해지게 하며, 상처를 준다.

진정으로 환자를 위한다면 항상 도와주려고 하거나 지나

치게 간섭하기보다는 환자가 스스로 할 수 있는 방법을 찾게 하는 것이 정답이다. 환자 스스로 할 수 있는 일은 혼자 해보도록 하는 것이 병의 진행을 늦추고 환자는 물론 가족의 부담도 덜어주는 방법이다.

가족 역시 스스로 관리를 잘해 지치지 않도록 한다

파킨슨병 환자의 보호자 역시 스트레스 조절에 신경 써야 한다. 가족, 보호자, 간병인은 사실 엄청난 스트레스에 노출되어 있다. 사랑하는 사람을 간병하는 데 지쳐 정작 자신의 육체적·정신적·정서적 건강을 무시하는 경우가 종종 있다. 자신을 돌볼 시간적 여유를 가지지 못하면 자신과 환자 모두의 건강을 위험에 빠뜨리는 결과를 초래한다. 따라서 탈진, 스트레스, 불면증, 식욕 및 행동의 변화에 주의하고 항상 자신의 육체와 정신 건강을 챙겨야 한다.

보호자는 가까운 사람에게 자신이 느끼는 고통과 감정에 대해 이야기해 스스로를 다독여야 한다. 이야기하지 않으면 자신이 겪고 있는 일을 남들은 결코 이해하지 못할 것이며, 고통이 점점 더 커져만 가기 때문이다. 따라서 자신을 고립시키거나 정서적으로 무시하지 말고 다른 사람과 소통해 감정을 나눈다.

늘 명심해야 할 것은 보호자의 헌신과 노력, 간병이 환자에게 큰 도움이 된다는 사실이다. 환자와 함께하는 시간에 대해 긍정적인 생각을 갖도록 노력하고, 스스로를 칭찬하며 환자를 위해 자리를 지킨다는 사실에 자부심을 가질 필요가 있다.

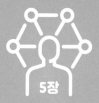

5장

파킨슨병 통합 관리
클리닉

**Parkinson's
Disease**

파킨슨병은 노화와 관련해 발생하는 퇴행성 뇌질환이다. 따라서 이러한 질환을 완치한다는 것은 노화를 막는 것처럼 불가능한 일이다. 그런 까닭에 병 진행 속도를 늦추고 증세를 완화해 환자가 편안하게 생활하게 하는 것을 치료 목표로 삼는 것이 현실적으로 가장 바람직하다고 할 수 있다.

5장에서는 운동은 물론 음식 섭취, 수면 등 파킨슨병뿐만 아니라 노약자에게 유용한 기본 정보를 제공하고, 더불어 운동 기능·일상생활 수행 능력·균형 감각·보행 기능 저하, 우울 증상 등 삶의 질에 직접 영향을 주는 다양한 증상을 개선하는 한방치료와 삶에서 실천하는 작은 습관을 소개한다.

파킨슨병을 이겨내는 운동의 중요성

　서양의학에서 사용하는 파킨슨병 치료제는 효과가 좋은 편이다. 그럼에도 약물로 조절되지 않는 증상이 많고, 부작용 등으로 장기간 약물을 사용하지 못하는 사례 역시 많은 것이 현실이다.

　반면 한의학적 치료는 자연 친화적이고 조화로운 특성이 있어 속도나 즉효성에서는 효율이 떨어지지만 서양의학의 약물이 지닌 문제점을 보완하고 치료 목적을 달성하는 데 도움을 줄 수 있다. 실제로 장기적으로 진행되는 병일수록 병 자체보다 그 병을 앓는 사람을 보살피는 일이 더 중요하다.

필자가 가장 안타깝다고 생각하는 것은 나이 드는 것이나 머리가 굳는 것을 어쩔 수 없는 일이라고 여기고 개선하기를 포기하는 사람들이 많다는 사실이다. 그렇지만 단언컨대 뇌의 노화를 예방하는 방법은 확실히 존재한다. 그것도 매우 쉽고 간단하다. 무엇보다 뇌를 활성화하는 최고의 방법은 운동이다. 운동하는 것만으로 뇌가 활성화되고 치매도 예방된다. 이를 뒷받침하는 연구 자료는 셀 수 없을 만큼 많다. 이미 20년 전에 운동이 뇌에 긍정적 영향을 미친다는 사실이 밝혀졌고, 최근에도 운동과 뇌의 상관관계를 밝히는 연구 결과가 쏟아져 나오고 있다.

운동을 꾸준히 하면 신경세포를 증식시켜 장기 기억을 강화하고 대뇌피질을 증가시킨다. 아울러 숙면을 유도하기까지 하니 반드시 시간을 내 규칙적으로 하도록 노력한다.

공부를 하거나 무언가를 배우기 위해서는 꾸준히 계속하는 자세가 필요하지만, 무언가를 지속하는 것은 결코 쉽지 않은 일이다. 그런데 뇌에서 의욕이나 의지를 이끌어내는 물질이 바로 도파민이다. 도파민은 그 자체로 기억력을 높이는 효과도 있고, 뭔가를 해서 행복감을 상승시키는 역할을 한다. 그 때문에 '행복 물질'이라고도 불린다. 파킨슨병이 도파민과 관련 있다는 것을 안다면 당연히 도파민을 생성하는 방법에 주목해야 할 것이다. 그 방법 중 하나가 운동이다. 운동을 하면 중추에 있는 뉴런이 새로운 도파민 수용체를 생성해 의욕이 솟아나고, 기억력이 좋아지며, 행복감도 느낄 수 있다.

운동이 좋은 이유는 또 있다. 스트레스가 해소되기 때문이다. 우리 몸은 스트레스가 쌓이면 부신피질에서 코르티솔cortisol이 분비된다. 우리 뇌의 해마는 코르티솔에 취약해 대량의 코르티솔이 분비되면 해마 세포가 죽어버린다. 그렇다면 해마에 악영향을 미치는 코르티솔을 없애는 방법은 무엇일까? 이번 정답 역시 운동이다. 운동을 하면 혈중 코르티솔 농도가 떨어진다. 그래서 운동을 하면 스트레스가 풀리는 것 같다는 말은 그냥 기분 탓이 아니라 뇌 과학적으로 증명된 사실이다.

운동의 다른 효과는 파킨슨병과 더불어 3대 뇌질환의 하나인 치매 완화에 도움을 준다는 것이다. 주 2회, 1회에 20분 이상 유산소운동을 하면 알츠하이머병에 걸릴 위험을 크게 줄일 수 있다는 보고도 있다. 또 다른 연구들도 정기적인 유산소운동이 알츠하이머병을 예방할 수 있음을 증명했다. 알츠하이머병을 유발하는 위험 인자로는 당뇨병, 고혈압, 비만, 운동 부족, 우울증, 흡연 등이 있는데, 정기적으로 운동을 하면 대부분의 인자가 사라지거나 해결된다.

　운동한 후 기분이 상쾌해지는 것은 도파민 덕분이기도 하지만, 뇌에서 다른 물질이 생성되기 때문이다. 운동을 하면 세로토닌, 노르아드레날린, 도파민 등 뇌내 물질이 분비되는데, 특히 세로토닌은 기분을 상쾌하게 해준다. 우울증에 걸린 사람은 세로토닌이나 노르아드레날린이 잘 분비되지 않거나 양이 적은 상태다. 반대로 세로토닌이나 노르아드레날린이 늘어날수록 기분이 좋아진다. 2010년 미국정신의학회가 발표한 '우울증 치료를 위한 가이드라인'을 살펴보면, 운동요법이 약물요법과 동일한 수준의 효과가 있으며, 재발 방지 면에서는 약물요법을 능가한다고 밝히고 있다.

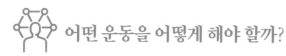

어떤 운동을 어떻게 해야 할까?

운동이 뇌에 매우 긍정적 효과를 발휘한다는 것을 충분히 이해했을 것이다. 그렇다면 과연 뇌를 위한 운동법은 무엇일까. 또 파킨슨병 완화에 도움이 되는 운동법은 무엇일까. 일단 뇌와 관련된 효과적인 운동은 유산소운동이다. 산소를 쓰도록 만드는 것이다. 우리가 일반적으로 알고 있는 스트레칭은 긴장과 불안을 해소하는 효과가 있지만 뇌를 활성화하지 못한다. 근육운동 역시 뇌와 별 관계가 없다. 물론 근육운동이나 스트레칭이 전혀 효과가 없는 것은 아니다. 근육운동은 뼈를 강화하고 성장호르몬을 분비시켜 손상된 세포를 복구하고 면역력을 증강한다. 스트레칭도 관절을 강화해 상처나 골절을 예방하고 유연성을 키워준다.

그렇지만 반드시 해야 하는 운동은 유산소운동이다. 걷기, 달리기, 자전거 타기, 수영, 댄스, 에어로빅 같은 것들이다. 이런 유산소운동은 격렬하게 할 필요는 없다. 강도가 높은 운동을 장시간 주 1회 하는 것보다는 주에 3회를 하더라도 꾸준히 실천하는 것이 좋다. 강도 역시 빠른 속도로 걷거나, 가볍게 달리거나, 땀이 살짝 날 정도가 좋다.

뇌를 활성화하려면 하나만 하는 것이 아니라 복잡한 운동이나 여러 운동을 함께 해야 한다. 유산소운동과 복잡한 운동은 뇌에 각기 다른 효과를 준다. 즉 복잡한 동작을 하는 운동은 뇌에 더 큰 자극을 주고 몸을 쓰도록 만들기 때문에 바람직한 효과를 낼 수 있다.

평소 운동을 하지 않던 사람이 파킨슨병에 걸리면 아예 운동할 엄두를 못 내는데, 그러면 병이 더 깊어질 수밖에 없다. 약 복용과 함께 꾸준히 운동하면 파킨슨병 치료가 원활하게 이루어지는 데도 큰 도움이 된다. 그러므로 일단 증상이 시작되면 지레 겁을 먹고 포기하거나 외면하지 말고 의식적으로 몸을 움직여보자. 아침부터 저녁에 잠들 때까지 생활 속에서 몸을 움직이는 것 자체가 훌륭한 운동이다. 거창하게 운동을 하자고 마음먹고 기구를 사고, 밖으로 나가 오랫동안 운동을 하기보다는 먼저 몸을 부지런하게 움직이는 것부터 시작해보자. 처음에는 어려워도 계속하다 보면 조금씩 익숙해질 것이다. 집 안이나 야외에서 조금씩이라도 할 수 있는 운동법을 찾아 꾸준히 하는 것이 중요하다.

운동을 좋아했던 사람도 파킨슨병에 걸리면 부끄러워 외출을 꺼리는 경우가 많다. 남 앞에 나서는 걸 피하고 집에만 있으면 활동에 제약이 생기고, 그러다 보면 증상이 더욱 악화된다. 예전처럼 잘할 수 없으면 안 하겠다는 생각을 하지 말아야 한다. 운동을 너무 거창하게 생각할 필요도 없다. 일단 몸을 움직인다는 생각으로 스스로 할 수 있는 것부터 찾아서 하다 보면 조금씩 개선될 것이다.

앞에서 말한 바와 같이 운동과 약을 적절하게 병용하면 병의 진행을 늦추고 증상을 개선할 수 있다. 운동은 시작하고 나서 2주 정도 지나야 효과가 나타나니 급하게 서두르지 말자. 어떤 운동이든 과욕은 금물이다. 운동을 반드시 해야 한다는 생각은 부담만 안겨줄 뿐이고, 만약 운동을 하지 못하면 몸이 망가지는 듯한 느낌까지 들기 때문이다. 중요한 것은 꾸준히 하는 것이라는 사실을 명심하자.

지속적으로 운동하기 위해서는 목표를 적절하게 정하는

것도 중요하다. 운동을 하다가 중단하면 오히려 근육 경직
이 심해지고 근력도 떨어지며 관절도 뻣뻣해지니 항상 꾸
준히 하는 것이 중요하다. 무리해서 운동을 하면 건강해지
는 것이 아니라 다음 날 피로하고 약 효과도 떨어진다. 반대
로 적절하게 운동하면 몸 상태는 물론 약에 대한 반응도 좋
아진다.

준비운동을 충분히 하는 것도 잊지 말자. 처음에는 몸을
움직이는 것조차 힘들어하던 사람도 계속하다 보면 동작이
부드러워진다. 운동을 즐기기 위해서는 미리 몸을 잘 풀어
주어야 한다.

몸 상태가 좋은 시간대에 운동하는 것도 지켜야 할 원칙
이다. 파킨슨병의 증상은 하루 중에도 몇 번씩 변한다. 오전
보다 오후에 움직이기 편하다고 느끼는 사람이 있고, 약을
먹은 후 얼마 동안은 몸이 편안하다고 느끼는 사람도 있다.
환자 자신이 기운을 차리고 컨디션이 좋은 시간대에 맞춰
운동한다. 몸 상태가 안 좋은 날에는 운동을 하지 않아도 된
다. 증상과 몸 상태를 고려해 자신에게 맞는 스타일의 운동

법을 찾는 선에서 즐기자. 무리하면 절대 안 된다.

 ## 뇌를 활성화하고 근력을 키우는 체조

　다음에 소개하는 체조는 가볍게 할 수 있는 기본 운동이지만, 순환을 돕고 뇌를 활성화하며 근력을 키워 파킨슨병 환자의 증상 완화에 도움을 준다. 어려운 동작이 아니라 누구나 쉽게 따라 할 수 있으니 일상생활에서 꾸준히 해보자.

온몸 털기

온몸 털기는 반동과 진동을 이용해 순환을 돕는 운동이다. 전신을 들썩들썩 흔들면 자연히 무게중심이 아랫배로 내려가고 하체에도 힘이 생긴다.

① 양발을 11자로 해서 어깨너비로 벌리고 선다.

② 상체를 바로 세우고 손을 겨드랑이 밑으로 가져간다.

③ 어깨에 힘을 빼고 손을 위에서 아래로 툭툭 털어준다.

④ 1분 정도 반복한 후 멈추고 몸의 느낌에 집중한다.

⑤ 손발을 가볍게 턴다.

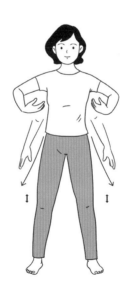

단전 치기

단전 치기는 굳은 장을 풀어주어 뱃심을 키우는 운동이다. 장에 직접 진동을 주어 순환과 장 기능을 활성화한다.

① 양발을 11자로 해서 어깨너비로 벌리고 선다.

② 어깨와 상체에 힘을 빼고 무릎을 약간 구부린 상태로 아랫배에 살짝 힘을 준다.

③ 손을 살짝 오므린 상태로 배를 두드린다.

④ 단전이 단련됨에 따라 두드리는 강도와 횟수를 늘려간다.

⑤ 마무리할 때는 손바닥으로 아랫배를 시계 방향으로 쓸어준다.

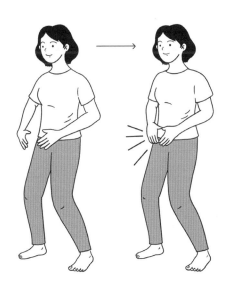

발끝 부딪치기

발끝 부딪치기는 하체 전체를 단련하는 동작으로 발끝을 두드리면 모세혈관이 확장되면서 전신의 에너지 순환이 활발해져 손발이 따뜻해진다. 머리 쪽에 몰려 있던 에너지가 하체로 내려와 머리가 맑아지고 몸이 편안하게 이완된다. 두통이 있거나 잠 못 이루는 밤에 하면 숙면에 도움이 된다. 이 동작은 앉아서 TV를 보면서 할 수 있고, 잠자리에 누워서도 할 수 있다. 한 번에 1,000개 정도 할 수 있을 때까지 꾸준히 늘리면 좋다.

① 손을 뒤로 해서 등이 굽지 않게 허리를 편 다음 편안하게 앉는다.

② 발뒤꿈치를 붙이고 발끝을 부딪친다.

③ 부딪치는 각도를 크게 하고 속도를 높일수록 좋다.

④ 100회에서 시작해 점차 늘려간다.

⑤ 동작을 멈춘 후 발끝의 느낌에 집중한다.

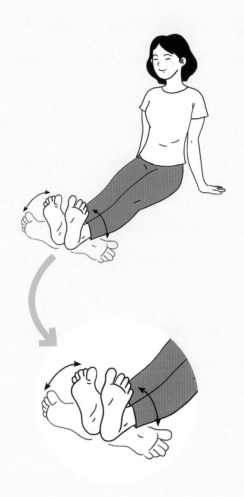

발끝 부딪치기

모관 운동

모관 운동은 두 팔과 다리를 들고 가볍게 진동을 주는 운동으로, 아랫배 단전에 모인 에너지를 전신으로 퍼져나가게 한다. 누워서 손발을 흔들어줌으로써 손끝, 발끝으로 몸속 탁한 에너지를 내보내고 진동을 주어 세포와 뼈를 강화한다. 또 주로 서 있거나 앉아서 생활하기 때문에 혈액이 하체에 침체되어 일어나는 노화를 방지한다. 그뿐 아니라 뇌를 활성화해 파킨슨병, 치매, 중풍은 물론 고혈압이나 심장병, 관절염 등의 예방과 회복에도 도움을 준다.

① 편안하게 자리에 누워 두 팔과 다리를 든다.
② 팔은 어깨너비로 손바닥이 마주 보도록 펴고, 다리는 무릎이 벌어지지 않게 한 후 머리를 든다.
③ 팔과 다리를 흔들지 말고 떠는 느낌으로 진동을 준다.
④ 처음에는 1분 정도 진동을 주다가 머리부터 내리고, 두 팔과 다리를 내린다.
⑤ 점점 시간을 늘려가면서 힘이 생기면 한 번에 5분 정도 한다.

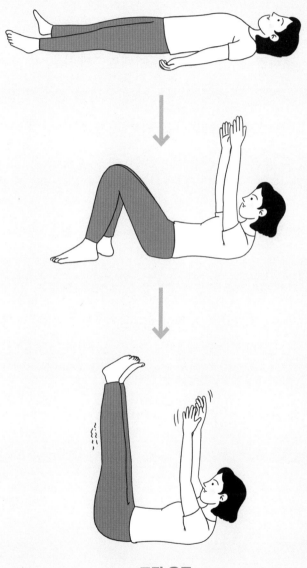

모관 운동

양 손가락 걸고 당기기

손가락 힘을 키우면서 모세혈관 순환을 촉진하고 뇌 혈류량을 늘리는 동작이다. 손을 어깨높이까지 들어 올려 손가락과 어깨에 힘이 들어가는 것을 느끼며 천천히 잡아당긴다. 이 동작은 손가락 힘을 키워줄 뿐 아니라 파킨슨병, 치매, 중풍 같은 뇌질환을 예방하는 데 효과적이다.

① 가슴 앞에서 오른손 손바닥은 아래로 하고 왼손 손바닥은 위로 한다.

② 손가락끼리 서로 잡고 팔꿈치를 어깨높이까지 들어 올린다.

③ 손가락에 지그시 힘을 주고 잡아당기면서 7~10초간 유지한다. 숨을 들이마시면서 잡아당기고, 내쉬면서 힘을 푼다.

④ 10초 쉬고 양손의 위치를 바꿔서 당긴다.

⑤ 손의 위치를 바꾸면서 각각 3회 반복한다.

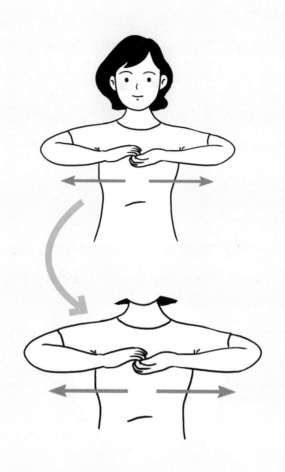

양 손가락 걸고 당기기

손끝 밀기

손끝의 감각을 살려 에너지 순환을 원활하게 해주는 동작이다. 각 손가락과 연결된 장기의 기능을 강화하고 손끝을 자극함으로써 뇌 기능을 활성화한다. 손끝에 집중해 동작을 취한다. 눈을 감고 손끝의 느낌에 집중하면서 손끝을 마주 대고 두드리면 집중력도 좋아진다.

① 엄지손가락은 엄지손가락끼리, 집게손가락은 집게손가락끼리 각 손가락의 끝을 마주 댄다. 이때 팔꿈치가 몸에 붙지 않게 살짝 든다.

② 어깨와 목에 힘을 빼고 손가락에 지그시 힘을 줘서 밀어낸다.

③ 10초 정도 지나면 천천히 손에 힘을 뺀다.

④ 손을 툭툭 털어주면서 3회 반복한다.

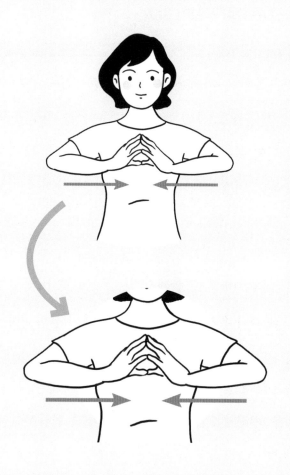

손끝 밀기

벽 짚고 손가락 푸시업 하기

푸시업은 근력만 있다면 좁은 공간에서 손쉽게 할 수 있는 전신운동이다. 바닥에 손을 대고 푸시업을 하기 쉽지 않을 때는 벽을 짚고 하면 된다. 특히 손끝을 세워서 하면 손가락에 힘이 들어가 에너지 순환이 촉진된다. 뇌에 에너지가 집중되어 머리가 묵직하고 열이 날 때 잠시 푸시업을 하면 머리에 있던 열이 단전으로 내려가 머리가 시원해지고 업무 집중도도 높아진다. 푸시업을 꾸준히 하면 에너지가 활발히 순환되면서 뇌 혈액순환, 심장과 폐 기능이 좋아지고 근육과 뼈가 튼튼해져 근력과 지구력이 강화된다.

① 벽과 1m 정도 거리를 두고 선다.

② 팔은 어깨높이만큼 올리고 어깨너비만큼 벌려 벽에 손을 짚는다.

③ 손가락을 세우고 팔을 굽혔다 편다. 이때 몸은 일직선을 유지한다. 탄력을 이용하지 말고 손가락과 팔의 힘으로 몸을 밀어낸다.

④ 발뒤꿈치가 바닥에서 떨어지지 않도록 한다.

⑤ 팔과 어깨만이 아니라 배와 다리, 몸 전체의 힘을 균일하게 사용한다는 느낌으로 한다.

⑥ 처음에는 자신이 할 수 있는 만큼만 하고 개수를 조금씩 늘려 간다.

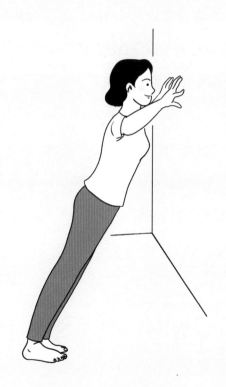

발가락 가위바위보

발끝까지 혈액순환을 촉진하는 동작으로 발가락 가위바위
보가 있다. 놀이처럼 가위바위보 동작에 집중하다 보면 간단
해 보이는 동작이지만 발가락에 힘이 많이 들어가 자연스럽
게 발끝까지 혈액순환이 원활하게 이루어진다. 발이 따뜻해
지고 다리 부종이 없어져 뇌에 쌓인 피로도 빨리 풀린다. 온
가족이 함께 발가락 가위바위보 놀이를 해보자. 평소에 신경
쓰지 않는 발가락 근육을 단련하면 뇌 혈액순환이 촉진되어
두뇌 활성화에도 도움이 된다.

① 가위 : 엄지발가락만 세우고 나머지 발가락은 오므린다.

② 바위 : 발가락을 최대한 오므린다.

③ 보 : 발가락을 쫙 편다.

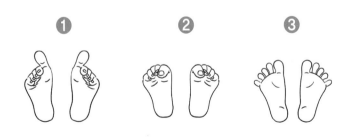

까치발 서기

까치발 서기는 발가락 힘을 키워줄 뿐 아니라 무게중심을 앞쪽으로 옮겨 가게 해 단전과 뇌 혈액순환을 촉진한다. 중심 잡기가 어려워 까치발 서기가 잘 안 되는 경우, 억지로 서지 말고 손으로 벽이나 탁자를 잡고 상체를 반듯이 세워 균형을 유지한다.

① 양발이 평행을 유지하도록 11자로 선다.

② 발뒤꿈치를 바닥에서 떼고 까치발로 선다. 그런 다음 다섯 발가락에 골고루 힘을 주고 발뒤꿈치를 최대한 들어 올린다.

③ 동작을 7초간 유지한다.

④ 발뒤꿈치를 천천히 내려 발바닥 전체에 체중을 싣는다.

⑤ 10초 정도 쉬고 5회 정도 반복한다.

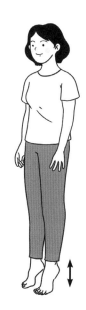

파킨슨병에는 이런 것도 운동이 된다

파킨슨병을 개선하는 운동은 특별한 것이 아니다. 체조와 걷기 등의 운동을 꾸준히 하면 된다. 특히 파킨슨병 치료에서 몸을 움직이는 것은 무엇보다 중요하다. 평소에 신경 써야 할 점과 체조할 때 주의해야 할 사항을 알아두었다가 실천한다. 대수롭지 않아 보이지만 조금만 신경 써도 운동량에 커다란 차이가 난다는 사실을 명심하자.

아무 생각 없이 자리에서 일어나거나 앉는 간단한 움직임도 약간 불편한 상태에서 해보면 어렵다는 사실을 알게된다. 막연히 하다 보면 의외로 힘이 들어간다. 이처럼 매일매일 반복되는 동작도 연습을 하고 익혀야 부드럽게 할 수있다. 이런 모든 행동 자체가 운동인 것이다.

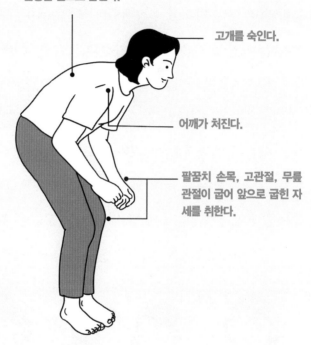

몸통을 앞으로 굽힌다.

고개를 숙인다.

어깨가 처진다.

팔꿈치 손목, 고관절, 무릎 관절이 굽어 앞으로 굽힌 자세를 취한다.

파킨슨병 환자의 일반적인 자세

거울 보고 얼굴 펴기

말 그대로 아침에 일어나 거울을 보면서 얼굴 근육을 움직여보는 것이다. 파킨슨병에 걸리면 얼굴 근육이 무섭게 경직된다. 이런 경직을 일상생활에서 풀어주는 연습을 하는 것이다. 아침에 거울에 비친 자신의 모습을 보면서 얼굴 근육을 움직여보자. 힘을 주어도 얼굴 근육이 잘 움직여지지 않는다면 손을 이용해 마사지를 해보자. 얼굴 한쪽에 힘을 빼고 다른 쪽에만 힘을 주거나 윙크를 해보자. 다음으로는 마치 밤새 오므라든 꽃이 활짝 피어나는 것처럼 얼굴을 안쪽으로 모았다가 입과 눈을 크게 벌리는 모습을 취해보자.

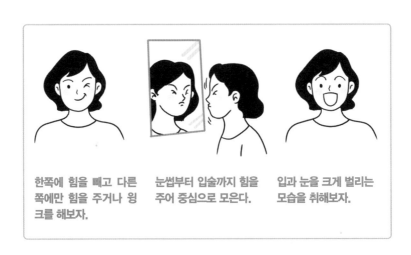

한쪽에 힘을 빼고 다른 쪽에만 힘을 주거나 윙크를 해보자.

눈썹부터 입술까지 힘을 주어 중심으로 모은다.

입과 눈을 크게 벌리는 모습을 취해보자.

의자에 앉고 일어나기

건강한 사람도 바닥이 푹 꺼지는 깊숙한 의자에 앉았다가 일어나려면 힘들어한다. 의자에 앉을 때는 편할지 몰라도 일어나려면 불편해지는 것이다. 파킨슨병 환자는 의자에서 앉고 일어나려다가 균형을 못 잡거나, 체중을 지탱하지 못하고 다시 주저앉는 경우가 종종 있다. 천천히 앉는 연습을 해보고, 반대로 일어서는 연습도 해보자. 포인트는 언제 힘을 주어야 할지 아는 것이다. 만약 동작 하나하나에 힘을 계속 쏟으면 동작이 흐트러질 뿐 아니라 의자에 앉고 일어서는 일에 기운을 다 빼앗겨버리고 만다. 의자에 앉거나 일어나거나 침대에서 일어날 때는 한번 힘을 주어 그 기세와 반동을 이용해 자연스럽게 일어나는 것이 중요하다.

① 가능한 한 의자 가까이에 선다. 허벅지 뒷부분이 의자에 닿아도 된다.

② 무릎을 굽히고 손잡이를 양손으로 확인하면서 잡고 상반신을 최대한 앞으로 구부린다. 그 사이에 손으로 잠깐 체중을 지탱한다.

③ 천천히 허리를 굽히면서 앉는다. 지나치게 안쪽으로 깊숙이 앉지 않도록 주의하자.

④ 일어날 때는 앉을 때와 반대로 해서 힘을 줄 포인트에서 주고 자연스럽게 일어난다.

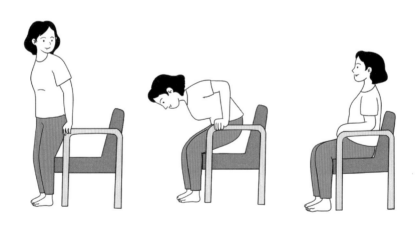

파킨슨병의 기본 운동, 걷기

파킨슨병 환자가 할 수 있는 가장 간단하고 중요한 운동이 바로 걷기다. 집 안에서 움직일 때도 운동하는 기분으로 바른 자세로 걷고, 밖에 나가서도 천천히 하루의 일과라 생각하고 여유 있게 걷자. 자신의 몸동작 하나하나를 의식하고 감사하면서 걷기만 해도 운동 효과는 눈에 띄게 커진다.

일반인이 다이어트를 목적으로 빠르게 걷는 것과는 달리, 파킨슨병 환자의 걷기는 그야말로 걷는 것 자체가 가장 간단하면서도 지속적으로 할 수 있는 운동이다. 집 안에서 이곳저곳으로 움직일 때나 집 근처를 한 바퀴 도는 가벼운 외출을 할 때 몸 전체를 사용해서 바르게 걸으면 운동이 된다. 주의할 점은 등을 곧게 편 채 천천히 자세를 음미하고, 몸 전체가 어떻게 움직이는지 느끼면서 걷는 것이다. 앞에서도 설명했지만, 발밑에 걸리는 것이 있으면 넘어지기 쉬우므로 물건이나 전기 코드 등은 평소에 잘 치워둔다. 주변을 산책할 때도 익숙한 곳으로 걷고, 턱이 있거나 공사 중이거나 위험하다고 판단되는 곳은 가지 않는다.

걸을 때는 남들의 시선을 의식하지 말고, 자신의 자세에 집중하며 안전만 생각하자. 걸을 때는 다른 것을 하지 말고 그야말로 걷는 것 자체에만 집중하자. 자세를 곧게 펴고 팔을 크게 휘두르면서 보폭을 넓게 해서 걷는다. 무리해서 임의의 지점을 정하지 말고, 천천히 걸어도 좋으니 힘들면 반드시 쉬자. 걷다가 멈춰 서는 것이나 멈췄다가 다시 걷는 것도 파킨슨병 환자에게는 걷기 연습의 일부다.

자세를 곧게 펴고 배에 힘을 주고 등과 가슴은 활짝 편다는 느낌으로 걷는다. 때때로 발을 확인해 자신이 신발을 질질 끌면서 걷지 않는지 살핀다. 발을 끌면 운동 효과도 적을 뿐 아니라 넘어지기 쉽다. 의도적으로라도 발을 높이 들어 힘차고 넓게 내디딘다는 느낌으로 보폭을 조금 넓게 잡아서 걸어보자.

걷다 보면 어쩔 수 없이 속도가 느려져 멈춰 서거나 반대로 빠르게 잔걸음으로 걷게 되기도 한다. 이런 현상을 막는 방법은 의식적으로 리듬을 맞추어 걷는다는 느낌을 계속 유지하는 것이다. 몇 가지 방법이 있는데, 본인이 하기 편한 방법을 선택하면 된다. 먼저 가장 간단한 방법은 스스로 "하나, 둘!" 하는 식으로 소리를 내 리듬을 맞추는 것이다. 이때 소리를 입 밖으로 내도 되고 자신만 알게 속으로 세면서 걸어도 된다. 보도블록의 한 칸 한 칸을 기준으로 삼아서 걸어도 된다.

불편한 모습을 남에게 보이고 싶지 않아 집 안에만 있다 보면 움직임이 점점 더 줄어들고 걷기가 힘들어진다. 외출하기 전에 집에서 연습을 해보고 나가는 것도 좋다. 사실 떨림이 심하거나 움직임이 둔해지면 주변 사람들을 신경 쓰지 않을 수 없다. 그러나 모든 사람이 아플 수 있고, 누구에게나 생길 수 있는 질환이니 부끄러워할 필요는 전혀 없다. 오히려 몸을 움직이면 움직일수록 주변 사람들에게 도움이 된다고 생각하자. 건강해야 남에게 피해를 주지 않을 것이고, 걷는 것은 건강해지기 위한 노력이기 때문이다. 몸을 움직이는 것은 스스로에 대한 자신감의 표현이므로 적극적으로 행동하자. 가족도 이런 환자의 마음을 잘 보살펴서 걷는 재미를 붙일 수 있도록 하자. 그리고 환자가 제대로 걷고 있는지, 자세를 바르게 취하고 있는지 때때로 확인하면서 활기차게 걷도록 돕자.

걷기의 3단계

시작부터 자세를 교정하려고 하거나 세세한 것까지 신경쓰면 걷는 즐거움은 사라지고 고통이 된다. 따라서 간단한 확인 절차 같은 3단계 방법만 주의하면서 가벼운 마음으로 상쾌하게 걷자.

1단계는 자세를 바르게 하는 것이다. 파킨슨병 환자는 몸을 굽히는 근육이 뻣뻣해져서 자세가 자신도 모르게 구부정해진다. 구부정한 자세에서는 힘차고 바르게 걷는 것이 힘들다. 심호흡하듯 가슴을 펴고 몸 앞면의 근육을 쫙 펴준다. 만약 똑바로 섰는지 알고 싶다면 벽에 몸을 붙이고 똑바로 서본다. 엉덩이, 등, 어깨, 뒤통수 순서로 벽에 모두 닿는다면 등 근육이 펴진 것이다.

2단계는 걷는 것이다. 걸을 때는 발만 사용하는 것이 아니

라 상반신을 활용해서 움직이고 몸 전체를 움직여 걷는 감
각을 익힌다. 먼저 발뒤꿈치부터 땅에 댄다. 그다음에는 발
전체로 지면을 잡아당기듯 걸은 다음 발끝으로 땅을 찬다.
그러면 자연스럽게 신발을 질질 끌지 않고 걸을 수 있게 된
다. 허벅지는 높이 올리고 팔은 크게 휘두른다는 느낌으로
마음속으로 '하나, 둘' 소리를 내고 박자를 맞추면서 걷자.

　3단계는 자신감을 갖고 걷는 것이다. 언제까지 방 안에서
만 걸을 수는 없다. 결국 걷는 연습을 하는 것은 밖에 나가

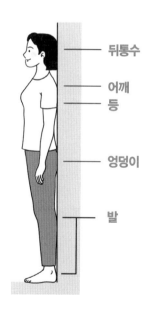

뒤통수

어깨

등

엉덩이

발

기 위해서다. 방 안에서 걸을 때는 괜찮았는데, 밖에 나갔을 때 몸의 움직임이 둔해졌다고 느낀다면 다른 사람의 시선을 신경 쓰기 때문일 것이다. 다른 사람은 생각하는 것만큼 관심을 두고 자신을 쳐다보지 않는다. 긍정적으로 생각하고 자연스럽게 걷자.

걷다가 갑자기 멈춰버렸을 때 대처법

파킨슨병 환자에게 걷는 행위와 관련해서 가장 많이 발생하는 문제가 바로 걷다가 갑자기 발이 멈춰 앞으로 나가지 못하는 것이다. 넓은 곳에서는 문제없이 잘 걷다가 좁은 통로 등 압박감을 느끼는 공간에서 발이 움직여지지 않는 경우가 종종 있다.

이럴 때는 억지로 몸을 움직이지 말고, 한쪽 발을 반걸음 뒤로 보냈다가 그대로 앞으로 내밀면서 그 힘으로 자연스럽게 발을 내디디면서 앞으로 가면 된다. 만약 이 방법도 어렵다면 제자리걸음을 계속 해보다가 발이 조금 풀리는 기분이 들면 가볍게 앞으로 내디디면 된다. 앞으로 내딛는 것에 강박관념이 있다면 옆으로 게걸음을 해서 계속 가다가 몸이 풀리면 자연스럽게 걸어가는 방법이 있다.

어떤 방법으로 이런 상황에서 벗어나든 중요한 것은 초조해하지 말고 크게 심호흡을 한 후 마음을 느긋하게 먹는 것이다. 그런 다음 천천히 상황을 해결하기 위한 위의 방법을 하나씩 시도해본다. 다른 사람에게 피해를 주는 것도 아니니 너무 미안해할 필요 없다.

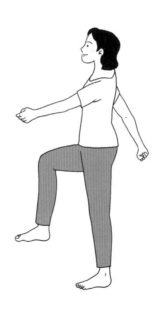

파킨슨병을 이겨내는 식생활 관리

파킨슨병의 원인은 결국 뇌 기능 저하라고 할 수 있다. 그리고 발병 원인은 생활 습관에 있을 수 있다. 한방 치료의 핵심인 '의식동원醫食同源'을 생각해보자. 매일 먹는 음식까지 치료 영역이라 생각해 꼼꼼하고 꾸준히 관리하는 것 자체만으로도 훌륭한 예방과 치료법이 된다. 평생 실천하면 뇌기능 활성화뿐 아니라 노년기의 건강을 유지하는 데도 큰 도움이 된다. 매일 어떤 음식을 섭취하는지에 따라 뇌 기능도 달라진다.

앞에서도 설명했듯 기분을 좋게 만드는 신경전달물질 도파민은 행복, 흥미는 물론 보상, 동기부여, 기억, 신체 움직임과 주로 관련되어 있다. 따라서 도파민이 잘 분비되면 매사에 의욕과 흥미가 생기고 성취감을 느낀다. 하지만 도파민이 부족하면 치료가 쉽지 않은 신경계 질환인 파킨슨병이나 우울증, 조현병 증상이 나타날 위험이 있다. 반대로 지나치게 많이 분비되면 대뇌피질을 직접 자극해 뇌세포와 중추신경계를 파괴하고, 중독성을 불러온다. 실제로 도파민은 마약, 담배, 게임, 알코올, 도박처럼 사람을 기분 좋게 만드는 중독 물질이나 환경에 노출되었을 때 더 많이 분비된다. 이런 도파민 수치를 자연스럽게 조절하기 위해서는 그에 맞는 식습관을 기를 필요가 있다.

파킨슨병 환자의 음식 섭취와 체중 관리

다른 질병과 마찬가지로 파킨슨병도 적절한 체중을 유지하는 것이 중요하다. 과체중이거나 비만이라면 식사량을 줄여야 하고, 체중이 적은 편이라면 식사량을 늘려야 한다. 일반적으로 파킨슨병 환자 중 20%에서 많게는 절반 가까이가 체중이 감소된다고 보고된다. 그리고 5kg 이상 체중이 감소될 확률이 같은 나이의 건강한 사람보다 4배나 높은 것으로 알려졌다. 질병이 진행될수록 체중이 감소하므로 주 단위로 체중을 측정해 관리한다.

체중 감소의 원인은 다양하지만 무엇보다 식사 섭취의 어려움이 가장 크다. 파킨슨병 환자는 냄새를 맡지 못하고,

씹고 삼키는 능력이 감소되며, 약물 투여에 따른 메스꺼움과 구토를 느끼고, 활동량 감소와 약물 투여에 의해 식욕이 현저히 저하되면서 충분한 식사 섭취가 어려워진다.

여기에 연하작용(음식을 삼키는 기능) 저하로 음식을 삼키기 힘들게 되면 식사량이 더 줄어들면서 영양소 고갈로 인한 영양불량으로 이어질 수 있다. 그런데 파킨슨병의 대표 증상인 강직이나 근육 수축은 인체의 에너지 소비량을 증가시킨다. 도파민 보충제(L-dopa 약제)를 복용하는 환자는 단백질을 너무 많이 섭취하면 약물 효과가 떨어진다. 그러나 이런 환자들이 단백질을 너무 적게 섭취하면 근육이 감소할 수 있기 때문에 적당량의 단백질을 섭취하는 것이 매우 중요하다.

문제는 체중 감소뿐만 아니라 영양불량이 발생할 수 있다는 것이다. 따라서 체중이 급격히 감소되었다면 더 이상의 감소를 막기 위해 식사량을 늘리거나, 열량 높은 음식을 섭취하거나, 영양 보충 음료를 마신다. 식사도 거르는 일이 없도록 하며, 만약 섭취에 어려움이 있다면 한 번에 많은 양을 먹지 말고 식사 횟수를 늘려 조금씩 자주 먹는다. 물론 이때도 규칙적으로 식사해야 한다.

열량을 늘리려면 농축된 것을 섭취하는 것이 좋다. 그래야 많은 에너지와 영양소를 섭취할 수 있다. 예를 들어 그냥 흰 죽을 먹기보다는 참기름 같은 식물성 기름을 첨가하고 잣이나 호두 등 견과류를 다져 넣으면 당연히 열량이 추가된다. 그리고 소고기, 전복, 새우 등을 추가하면 단백질도 보충할 수 있고 열량도 높아진다.

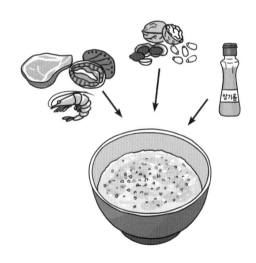

영양 보충 음료도 있다. 식사로는 충분한 영양을 섭취하기 어려운 경우 영양 보충 음료를 추가로 섭취하자. 이런 음료는 당질, 단백질, 지방, 비타민, 무기질 등 필요한 모든 영양소를 함유한 의료용 식품이다. 보충 음료 2캔이면 정상인의 1끼 식사에 해당하는 영양을 공급할 수 있다. 약국이나 건강 기능 식품 판매점, 인터넷 건강 기능 식품 관련 업체에서 배송 가능하다.

파킨슨병 환자의 단백질 섭취

단백질은 아미노산이라고 불리는 작은 블록의 구성이다. 단백질에는 총 23가지 아미노산이 있는데, 그중 티로신 tyrosine이라 불리는 아미노산은 도파민 생성에 중요한 역할을 한다. 티로신은 페닐알라닌 phenylalanine이라는 또 다른 아미노산을 만들어내는데, 이 역시 도파민 생성에 영향을 미치는 아미노산이다.

2007년 미국 피츠버그 대학교에서 진행한 연구에 따르면 티로신과 페닐알라닌의 양이 증가하면 뇌의 도파민 수치가 높아져 심층 사고를 촉진하고 기억력을 높이며, 부족하면 도파민 수치가 낮아진다고 한다. 티로신과 페닐알라닌은 닭 가슴살, 소고기, 달걀, 유제품, 콩 등 양질의 단백질 식품을 통해 채울 수 있다.

그런데 파킨슨병 환자는 고기, 생선, 달걀 등의 단백질 식품 섭취에 주의할 필요가 있다. 단백질을 너무 많이 섭취하면 파킨슨병 치료에 쓰는 약물인 레보도파의 작용을 방해할 수 있기 때문이다. 우리가 식품으로 단백질을 섭취하면 몸속에서 단백질이 아미노산으로 분해되는데, 어떤 종류의 아미노산은 레보도파가 뇌 안으로 들어가는 것을 방해한다. 그러나 이를 두려워해서 단백질을 섭취하지 않으면 단백질 결핍으로 인한 문제가 발생할 수 있다. 따라서 꼭 필요한 만큼은 단백질을 섭취하는 것이 좋다. 보통 체중 1kg당 0.8g 섭취를 권장하기 때문에 대략 1끼에 손바닥 절반 크기의 단백질 식품(두부, 고기, 생선)을 1일 3회 섭취하는 정도로 보면 된다.

만약 단백질 섭취로 약물 효과가 감소되어 경직이나 떨

림 등 증상이 심해진다면 단백질을 섭취하는 시간을 조정하는 것이 좋다. 활동이 많은 낮에 경직, 떨림 등의 문제가 나타나는 것을 막으려면 아침과 점심 식사 시 단백질 섭취를 줄이고, 저녁에 단백질 섭취를 약간 늘리는 것이 좋다.

탄수화물과 단백질을 적당하게 섭취하는 것도 중요하다. 탄수화물과 단백질 비율은 5:1 정도가 적당하다고 본다. 우

탄수화물과 단백질 섭취 예

구분	탄수화물 식품	단백질 식품
에너지 섭취 비율	5	1
해당 식품	밥, 죽, 빵, 국수, 떡, 감자, 고구마, 옥수수 등	고기, 생선, 두부, 달걀 등
식사 구성의 예	아침 : 밥 1공기 점심 : 밥 1공기 간식 : 식빵 1개 저녁 : 밥 1공기	아침 : 생선 1토막 50g 점심 : 두부 1/4모 80g 저녁 : 달걀 1개 55g

리가 먹는 음식으로 환산해보면 밥 한 공기와 간식으로 식빵 한 조각 정도의 탄수화물에 손바닥 절반 크기의 단백질을 1일 3회 섭취하는 것에 해당된다.

파킨슨병 환자의 지방 섭취

이제는 일반인의 건강 상식 수준이 높아져 일상적으로 섭취하는 지방의 종류에 따라 이롭고 해로운 정도를 판단할 수 있게 되었다. 일반적으로 심혈관에 문제를 일으킨다고 알려진 포화지방을 과량 섭취하면 파킨슨병 발생 확률이 상대적으로 높아지며, 심혈관 질환 예방 효과가 있다고 알려진 불포화지방산을 섭취하면 파킨슨병 발생 확률이 상대적으로 낮아진다. 따라서 불포화지방산 섭취가 파킨슨병을 예방하는 효과가 있다.

포화지방을 과도하게 섭취하면 도파민의 신호 전달을 방해할 우려가 있다. 2016년 국제 학술지인 〈신경정신 약물학 저널〉에 실린 연구에선 포화지방 섭취량이 많은 실험쥐는 같은 열량의 불포화지방을 섭취한 실험쥐보다 뇌의 보상 영역에서 도파민 수치가 감소한 것으로 나타났다. 이러한 변화는 체중, 체지방, 호르몬, 혈당 수치에 차이가 없어도 발생했다. 연구 팀은 포화지방 섭취가 체내 염증을 증가시켜 도파민계의 변화를 일으켰을 것으로 본다.

따라서 육류 등 고기 섭취 및 이로 인한 동물성 지방의 섭취와 버터, 유제품, 유지방, 야자유, 코코넛유 등에 포함된 포화지방의 섭취를 줄이고 대신 들기름, 콩기름, 옥수수 기름, 생선 기름 등 불포화지방산 위주로 지방을 섭취한다. 그리고 불포화지방산은 크게 에이코사펜타엔산EPA, 도코사헥사엔산DHA 등이 대표적인 오메가 3 지방산, 감마리놀렌산 등 보통 식물성 유지에서 발견되는 오메가 6 지방산, 그리고 단일불포화지방산으로 분류되는데, 세 종류의 기름을 적절한 비율로 섭취할 때 신경 보호·항산화·항염증 작용 등의 효과를 최대화할 수 있다. 따라서 불포화지방이라도 한 종류의 기름만 섭취하기보다 다양하게 섭취하는 것이 좋다.

지방의 종류와 해당 식품

구분	포화지방산	불포화지방산		
특징	상온에서 고체	상온에서 액체		
구분	포화지방산	다불포화지방산		단일불포화지방산
		w-3계 지방산	w-6계 지방산	
질병 발생 위험도	높음	가장 낮음	낮음	낮음
해당 식품	고기 기름(삼겹살, 갈비, 닭 껍질)	들기름	콩기름	올리브유
	버터, 유지방 / 야자유, 코코넛유 (라면, 과자, 도넛)	생선 기름(등 푸른 생선), 옥수수 기름, 카놀라유		
비고	섭취 제한	섭취 권장		

파킨슨병 환자의 비타민 섭취

파킨슨병 치료 및 예방에 항산화 비타민이 도움이 될 수도 있다. 항산화 비타민인 비타민 A·C·E를 충분히 섭취하는 것은 파킨슨병 이외에도 심혈관 질환, 당뇨병, 암 등 만성질환 예방에 도움이 된다고 알려져 있기에 섭취하지 않는 것보다는 섭취하는 것이 좋을 것이다. 물론 식사를 통해 보충하는 것이 가장 바람직하지만, 실제로 항산화 비타민을 식사로 보충하기는 힘들다. 따라서 부족해지지 않도록 약으로 챙겨 먹는다. 항산화 비타민은 주로 채소, 과일 및 곡류에 많이 함유되어 있다. 항산화 비타민을 충분히 섭취하기 위해서는 채소와 과일을 틈날 때마다 챙겨 먹고, 흰밥 대신 잡곡밥을 먹는다.

파킨슨병 환자의 칼슘 섭취

파킨슨병 환자는 활동량과 식사량 감소, 영양불량 등으로 영양분이 불균형해지기 때문에 골다공증이 발생하기 쉽다. 단순히 골다공증만 생겨도 문제가 되는데, 잘 넘어지는 파킨슨병 환자에게 골다공증은 그대로 골절이 되어 위험한 상황에 처하게 한다. 따라서 칼슘을 적극적으로 챙겨 먹어야 한다. 기본적으로 저지방 우유, 두유, 요구르트 등의 유제품을 1일 1컵(200ml) 이상 섭취하도록 신경 쓰자. 보통 한국인 영양 섭취 기준으로 보면 20세 이상 성인의 칼슘 권장 섭취량은 1일 700~800mg이다. 이것을 유제품으로 환산해 보면 저지방 우유(200ml), 두유(200ml) 1봉이 보통이며, 떠먹는 요구르트는 2개 정도에 해당된다.

파킨슨병 환자의 유산균 섭취

건강에 이롭다고 여겨지는 살아 있는 미생물로 정의되는 프로바이오틱스는 보통 우리가 유산균이라고 부르는 것들이다. 이게 파킨슨병과 무슨 상관이 있는가 하면 바로 장腸 때문이다. 장은 우리 몸의 '두 번째 뇌'라고 불린다. 한의학의 이론에도 장청즉뇌청腸淸卽腦淸(장이 깨끗하고 건강하면 뇌도 맑고 건강하다)이라는 내용이 있을 정도로 장 기능과 뇌 기능은 예로부터 밀접한 기능적 관련이 있음을 강조해왔다. 장에는 도파민을 비롯한 많은 신경전달물질을 생성하는 세포가 포함되어 있다.

최근 몇 년 사이 장과 뇌의 연관성을 다룬 연구가 활발히 진행되었고, 그 결과 장내 미생물군이 뇌 건강에도 지대한 영향을 미친다는 점이 밝혀졌다. 그중 아일랜드에서 진행된 2014년 연구에선 장에 사는 박테리아가 기분과 행동에 영향을 주는 도파민을 생성한다는 사실을 확인했다. 또 충분한 양의 프로바이오틱스를 섭취하면 불안과 우울증 증상을 완화할 수 있다는 것도 증명했다. 물론 건강 보조 식품으로도 섭취할 수 있지만 요구르트, 김치, 된장, 치즈 등에 풍부하므로 식품으로도 충분히 섭취할 수 있다.

파킨슨병 완화에 효과적인 식품

파킨슨병을 예방하는 데 딸기와 사과, 차 등이 도움을 준다는 연구 결과가 있다. 이들 식품 속 플라보노이드라는 성분이 효능을 보인다는 것이다. 이런 음식을 많이 먹은 남성은 파킨슨병 발병률이 40% 낮은 것으로 나타났다. 플라보노이드 성분은 심장 질환, 고혈압, 일부 암, 치매 등의 예방에 효능이 있는 물질로 알려져 있다. 영국 이스트 앵글리아 대학교 연구 팀은 남성 5만여 명, 여성 8만여 명의 영양과 건강 관련 데이터를 20년에 걸쳐 분석해 이 같은 결과를 얻었다고 한다.

연구 팀은 플라보노이드 성분이 포함된 차, 딸기, 사과, 오렌지주스, 레드 와인 등 다섯 가지 음식의 섭취 행태를 조사했다. 그 결과, 이들 식품이 특히 남성의 파킨슨병 발병률을 낮춘다는 사실을 발견했다.

흥미로운 사실은 이들 식품 속 플라보노이드의 효능이 남녀 간에 큰 차이를 보인다는 것이다. 남성은 플라보노이드가 포함된 음식 모두에서 파킨슨병 발병률이 줄었다. 그러나 딸기는 남성과 여성 모두에게서 뚜렷한 효능을 나타냈다. 연구 팀은 딸기에 함유된 안토시아닌 성분이 이 같은 효능을 발휘하는 것으로 본다. 이 연구**Habitual Intake of Dietary Flavonoids and Risk of Parkinson Disease** 결과는 〈뉴롤로지**Neurology**〉에 실렸다.

이 밖에도 견과류에는 뇌에 좋은 영양소가 들어 있다. 연구에 따르면 호두는 뇌의 노화를 막고 학습, 기억 및 운동 조절 능력을 향상시킬 수 있다고 한다. 항산화 물질인 견과류는 뇌세포에 유발된 손상을 막을 수 있어 파킨슨병 완화에 좋은 식품으로 꼽힌다.

항산화 물질과 비타민이 풍부한 베리류는 노화로 퇴화된 뇌세포를 활성화한다. 그중 딸기는 노화 관련 쇠퇴를 개선할 뿐 아니라 신호 전달을 향상시킬 수 있다고 알려졌다.

생선에는 불포화지방산인 오메가 3가 다량 함유되어 있다. 이는 두뇌 건강 증진에 도움이 되고, 연어 등 비타민 B12가 풍부한 생선은 뇌질환을 예방하는 것으로 나타났다. 오메가 3가 뇌에 에너지를 제공하면서 인지능력을 향상시킨다는 연구 결과도 있다.

차*는 폴리페놀, 메틸 크산틴, 카페인, 지방, 아미노산 및 기타 물질로 구성된다. 차는 암과 심장병을 예방하며 체중 감소 효과가 있는 것으로 알려졌다. 플라보노이드, 카페인 및 테아닌은 파킨슨병 동물실험에서 파킨슨병 환자에게 영향을 미치는 뇌세포 손실을 보호하는 것으로 나타나기도 했다. 이처럼 최근의 연구 결과에 따르면 차를 섭취한 경우 파킨슨병 예방 효과가 있다는 것이 밝혀지기도 했으므로 차를 꾸준히 마시는 것은 파킨슨병의 위험도를 일정 부분 낮추어주는 효과가 있음을 알 수 있다.

미국 일리노이주 시카고 소재의 러시 대학교 부속병원의 칼리파다 파한 교수 연구 팀에 따르면 파킨슨병 실험쥐들에게 계피를 섭취하도록 했더니, 뇌신경세포가 보호되고 신경전달물질 수치가 정상화되었으며, 운동 기능이 향상된 것으로 나타났다. 이는 계피가 파킨슨병 증상의 악화를 방지할 뿐만 아니라 치료 효과도 발휘한다는 것을 증명한 연구다.

한의학에서는 계피 이외에도 다양한 천연 약재로 구성된 처방이 파킨슨병 증상을 치료하는 데 도움이 된다고 본다. 특히 인삼, 백출, 복령, 반하 등의 약물이 포함된 처방은 도파민 제제의 효과가 나타나는 시간을 앞당겨주는 것으로 알려져 있다. 또 강활, 백지, 천궁, 형개 등의 약물이 포함된 처방은 망상, 환각, 불면 등의 증상을 감소시키는 것으로 보고된다.

카레는 성질이 따뜻한 식재료로 강황, 후추, 로즈메리 등 20여 가지 향신료를 혼합해 만든다. 한의학에서는 카레의 주원료인 강황이 기운을 소통하고 진통 및 이뇨 작용을 원활하게 하는 약재 겸 식품으로 사용되어왔다. 카레의 주재료 중 하나는 강황이란 식물의 뿌리인데, 카레의 노란빛을 띠는 성분을 커큐민curcumin이라 부른다. 커큐민은 항암 효과가 뛰어난 것으로 알려져 있다. 정상적인 세포에는 전혀 해를 미치지 않으면서 암세포만 스스로 죽도록 유도하는 것이다.

카레의 강력한 향신 성분은 항균 능력이 뛰어나 상처나 염증, 통증이 있는 부위에 바르거나 목이 아플 때 물에 타 마시면 효과를 볼 수 있다. 또 호르몬 분비를 촉진해 지방 대사를 원활하게 해주므로 다이어트하는 사람에게도 적당하다. 또 항산화 능력이 뛰어나 스트레스, 환경오염, 각종 독소로 발생되는 활성산소를 제거한다. 특히 강황 속 커큐민의 신경 보호, 항산화·항염증 작용 등은 파킨슨병, 치매

같은 대표적인 뇌신경계 퇴행성 질환의 예방과 회복에 도움을 줄 수 있다. 실제로 미국 한 대학교 연구 팀은 커큐민이 파킨슨병의 원인으로 지목되는 산화 손상을 막는 효과가 있다고 발표했다.

카레의 매운맛은 소화기관의 혈류를 증가시켜 소화액 분비를 자극하고 장의 연동운동을 촉진해 영양소 흡수력을 높이는 효과를 낸다. 하지만 카레 자체는 체내 흡수율이 낮은 편이다. 카레를 먹을 때 지방을 함유한 우유 혹은 요구르트 같은 유제품을 곁들이거나 후춧가루를 뿌려 먹으면 흡수율이 높아진다.

미국에서는 커큐민이 종양을 차단하거나 축소시키는 효과가 있다는 연구 보고서가 발표되었고, 영국의 연구기관에서는 카레가 면역 체계를 활성화하는 효과가 있다고 밝혔다. 그러나 카레를 너무 많이 섭취하면 위를 심하게 자극해 위궤양을 유발할 수도 있으니 주의해야 한다.

셀러리도 신경 퇴화의 주된 원인인 두뇌 염증을 진정시키는 식물성 성분인 루테올린이 풍부한 뇌 건강 식품이다.

셀러리 외에 파프리카와 당근도 루테올린 성분이 풍부하니 샐러드를 해서 먹으면 좋다.

물론 식이요법만으로 파킨슨병 자체를 치료할 수는 없지만, 환자가 건강하고 균형 잡힌 식단을 유지한다면 파킨슨병 환자의 증상을 개선하고 건강을 향상시킬 수 있다. 잊지 말아야 할 사실은 뇌가 몸 전체 에너지의 20% 정도를 필요로 하는 기관 중 하나라는 점이다. 따라서 뇌 기능이 저하되지 않도록 적절한 영양분을 공급하는 것은 대단히 중요한 일이다. 예를 들어 아침을 거르면 몸에 필요한 영양분을 공급할 수 없다. 그리고 뇌에도 악영향을 미친다. 뇌에 관련해 기억해야 할 중요한 사실은 식습관과 뇌 건강의 중요성은 서로 밀접한 관계가 있다는 것이다.

 파킨슨병을 이겨내는 웃음치료

고대부터 웃음이 약이라는 말을 했지만, 실제 현대적인

의미에서 웃음의 효과를 규명하고 웃음치료라는 개념이 탄생한 것은 20세기 중반 노먼 커즌스라는 미국의 잡지 편집장에 의해서다. 그는 미국 〈새터데이 리뷰〉지 편집장으로 일하던 50세에 강직성 척추염이라는 불치병에 걸려 고생하다가 어느 날 TV 코미디 프로그램을 보며 한참 웃었는데, 신기하게도 2시간 정도 통증을 느끼지 않았다는 것을 알게 되었다. 이런 사실을 발견한 그는 캘리포니아 대학교 부속 병원의 초빙을 받아 본격적으로 웃음의 의학적 효과를 연구했고, 임상적 효과를 인정받았다.

그는 자신의 책《질병의 해부》에서 "웃음은 질병을 막아내는 방탄조끼와 같다."는 말을 하며 긍정과 웃음치료의 탁월한 위력을 전파했다. 이후부터 의학계에서 웃음치료에 주목했다.

웃음치료는 사실 다른 프로그램에 비해 특별한 준비가 필요 없고, 비용이 거의 들지 않으며, 어느 시간, 어느 장소에서나 활용 가능하다는 장점이 있다. 그래서 노인 요양병원이나 복지관 등에서 자주 활용된다.

우리가 80년을 산다고 하면 일하는 시간이 26년, 잠은 21년, 식사는 6년, 근심 걱정을 하는 시간은 6년 반인데, 웃는 시간은 고작 20일이라고 한다. 아이들은 하루에도 500번 넘게 웃는데, 어른들은 10번 웃기가 힘들다고 한다.

한번 크게 웃을 때마다 엔도르핀을 포함해 21가지의 쾌감 호르몬이 생성된다. 그중 엔케팔린enkephalin이라는 호르몬은 진통제로 잘 알려진 모르핀보다 300배나 강한 통증 완화 효과를 낸다. 도파민은 일명 쾌락快樂 호르몬인데, 항상 유쾌하고 긍정적으로 웃으면서 생활하면 뇌에서 도파민이 생성된다. 파킨슨병은 도파민이 부족해져 생긴 병이므로 도파민이 분비되도록 밝게 생활하는 것이 중요하다.

웃음치료의 효과

대부분의 약물치료를 포함한 치료에는 부작용이 있지만, 치료라고 할 것도 없다는 식으로 가볍게 평가받는 웃음치료는 반대로 부작용이 없다. 웃음치료에서 웃음은 단지 얼굴 근육만 움직이는 것이 아니라 온몸을 움직이는 것이기 때문에 약해진 장 기능 강화에도 도움이 된다. 칼로리 소모량이 많아 저혈당이 오기 쉬운 당뇨병 환자나 몸이 허약한 사람들은 주의해야 할 정도다. 비단 파킨슨병 환자뿐 아니라 나이가 들수록 인상을 쓰고 웃음을 잃는데, 웃음치료로 웃는 방법을 다시 배워 웃을 수 있게 되면 본인의 스트레스도 줄고 면역 기능도 좋아진다. 다른 사람에게도 훨씬 더 부드러운 인상을 줄 수 있다.

육체의 활력을 위해 조깅을 한다면, 정신의 건강을 위해서는 웃음이 조깅 같은 효과를 발휘한다. 웃음은 스트레스 호르몬을 감소시키고 항체 분비를 증가시켜 몸의 저항력을 강하게 한다. 몸과 마음이 연결되어 있다는 사실은 건강 심리학과 정신생리학적 연구, 스트레스와 관련된 연구에서 이미 밝혀졌다.

미국 밴더빌트 대학교 연구진은 유럽 비만 회의에서 발표한 연구 보고서를 통해 하루에 10분가량 웃을 경우 작은 초콜릿 1개에 해당하는 열량이 소모된다고 밝혔다. 실험 결과 웃을 때는 평상시보다 20% 이상 많은 열량이 소모되었다. 이처럼 웃을 때 전신운동 효과와 함께 내장운동 효과도 있다. 한 번 웃을 때 소모되는 에너지량은 에어로빅 운동을 5분 동안 했을 때 소모되는 양과 같고, 20분 동안 웃는 것은 3분 동안 격렬하게 노를 젓는 것과 같다. 웃을 때는 얼굴 근육 80개 중 15개에서 50개까지 움직인다. 미국 스탠퍼드 대학교 윌리엄 프라이 박사는 쾌활하게 웃으면 650개 근육 중 231개의 근육이 움직인다고 했다.

사실 웃음은 운동과 맞먹는 효과가 있다. 인간의 신체적, 생리적 부분인 내분비계, 신경계, 면역계, 호흡기계, 순환기계 등 모든 신체기관에 관여해 몸을 이완시키고, 질환을 치유하는 화학물질이 혈관을 통해 유입되도록 해 면역 체계가 자연스러운 균형을 유지하게 하기 때문이다. 이런 작용을 하는 대표적인 것은 운동이다.

웃음은 대뇌 혈류를 증가시켜 두뇌 환기를 증진하고, 뇌 신경세포 활성화로 두뇌 기능을 활발하게 해주기도 한다. 특히 웃음치료는 노인들에게 예방적 효과와 삶을 긍정적으로 건강하게 살 수 있는 원동력을 제공하며, 초고령 사회를 살아가는 노인들의 정신 건강과 뇌질환의 예방 및 개선을 위해 반드시 필요하다.

웃음은 정서적, 심리적 효과도 크다. 우울과 불안을 감소시키는 데 유용하기 때문에 분노와 같은 불쾌한 상황에서 벗어나게 하는 대처 방안으로 이용된다. 웃음은 우리 몸의 스트레스를 줄여주며, 분노 같은 부정적인 감정을 완화한다. 무엇보다 웃음은 좋은 정서적 방어기제가 된다. 웃음을 통해 스트레스를 낮추고 짜증과 분노라는 감정 대신 즐거움이라는 정서를 경험하면서 자신이 겪는 질환인 파킨슨병의 고통과 어려움을 긍정적으로 이겨내는 힘을 키울 수 있기 때문이다.

또 웃음치료를 위해 동종 혹은 유사 질환을 겪는 사람들이 모여 웃음을 나눔으로써 친밀감, 소속감, 우호감을 증진시킬 수 있다. 웃음은 안전한 매개 역할을 해서 주의 집중과 정보 전달로 대인관계에서 발생하는 불편을 감소시키는 역할도 수행한다. 웃음은 듣는 사람의 감정을 이용해 집단의 유대감을 촉진하며, 새로운 환경이나 사람과의 상호관계를 더욱 발전시킨다. 파킨슨병 환자들이 사회적으로 소외·격리되는 상황을 감소시키고 유사한 질환을 앓는 노인들과 서로 마음을 나누며 긴장과 불안감을 사라지게 해준다.

사실 삶의 밸런스라고 할 수 있는 육체와 정신의 균형을 잃으면 없던 병도 생길 것이다. 정신적, 육체적인 균형과 건강은 매우 중요하다. 웃음은 우리가 그런 절망적인 상태에 이르기 전에 거기에서 빠져나갈 길을 열어준다. 즉 웃음을 활용하면 신체적이건, 정신적이건 문제의 심각성을 줄임으로써 더 이상 혼란에 갇히지 않게 된다.

얼굴 근육 푸는 운동법

① 입 주변 두드리기

얼굴의 긴장을 풀고 '아' 발음을 한 듯한 표정을 짓는다.

다섯 손가락 끝으로 가볍게 입 주변을 15회 정도 두드린다. 같은 방법으로 '아, 에, 이, 오, 우' 순으로 입 주변을 골고루 마사지한다.

② 상하좌우 움직이기

입술을 오므려 앞으로 쭉 내밀고 상하좌우로 움직인다. 이를 5~6회 정도 반복하는데, 이때 턱이 움직이지 않도록 손으로 고정해주는 것이 포인트다.

③ 볼 풍선 만들기

귀에서 '싸' 하는 소리가 들릴 때까지 볼 풍선을 만든 뒤 15초간 숨을 멈춘다. 15초가 지나면 가볍게 손으로 입 주변을 두드리며 볼 풍선을 터뜨린다. 이를 3~5회 반복한다.

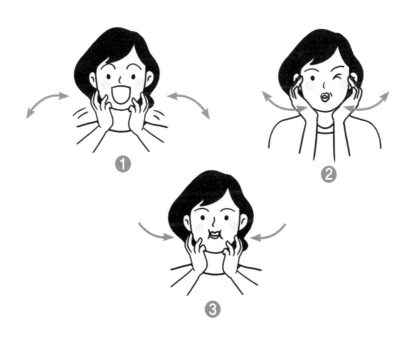

웃음 운동법

웃음 운동법은 직접적인 치료는 아니지만 환자가 자가 치유 능력과 자생 능력을 키우도록 유도하며, 스스로가 노력해 행동과 자기암시로 치료하는 활동 방법을 말한다. 웃음 운동은 주위의 자극으로 의도된 웃음을 자아냄으로써 10초 이상 웃음소리가 지속되는 것을 의미한다. 웃음 운동을 통해 심장박동수가 증가하고 호흡수의 변화가 생기는데, 이는 곧 심폐 기능을 강화한다. 처음 시작할 때의 웃음 운동은 최대 운동 능력의 40~60% 정도로 하고, 큰 웃음의 운동 시간을 20분 정도로 하여 서서히 늘려간다. 큰 웃음, 즉 박장대소나 파안대소, 요절 복통의 횟수도 초기에는 2번 정도로 하다가 나중에는 5~6번 이상 지속할 수 있도록 반복적으로 웃음 운동을 한다.

방법은 간단하다. 잔잔한 미소부터 시작해 작은 웃음, 큰 웃음으로 조금씩 활동량을 늘려가는 것이다. 근육의 수축과 이완, 관절의 유연성이 필요하기 때문에 환자 각자의 체력에 맞는 맞춤 웃음 활동을 하면 된다. 실제 건강에 도움을 주는 웃음 활동은 잔잔한 웃음보다는 떠들썩하게 웃는 것이다. 일단 크게 웃는 것이 중요하다. 그다음은 크게 웃는 것을 오랫동안 하는 것이다. 마지막은 오랫동안 온몸을 이용해 크게 웃는 것이다.

이처럼 웃음 운동에 효과적인 것은 웃음 시간을 길게, 웃음소리를 크게, 웃음 근육을 최대한 많이 활용해 온몸을 움직여 웃는 것을 말한다. 효과적인 웃음 시간은 웃음보를 자극할 수 있는 시간으로 15초 이상이다. 이때 웃음소리는 복식호흡으로 호흡음을 최대한 살려 지속적으로 웃어야 하며, 성대에 부담을 주거나 목에서 통증이 느껴진다면 중지한다.

신체 근육 650개 중 웃음으로 자극받아 움직일 수 있는 근육을 최대한 많이 활용하는 것이 웃음 운동이다. 따라서 운동 효과를 얻으려면 한 번만 웃어서는 안 된다. 적어도 1~2분 이상은 지속적으로 소리 내 웃어야 효과가 있다. 이러한 측면에서 웃음 활동은 걷기와 강도가 비슷하다. 배가 출렁일 만큼 온몸으로 웃으면 혈액순환이 촉진되고 숙변

제거와 다이어트에도 도움을 준다.

사실 뇌는 진짜 웃음과 거짓 웃음을 구별하지 못한다. 자주 웃으면 방정맞다 혹은 점잖지 않다고 타박을 하면서도 '웃는 얼굴에 침 못 뱉는' 것이 우리의 오랜 정서다. 그러니 하루 종일 무표정하게 있지 말고 억지로라도 웃어보자. 즐거워서 웃는 것이 아니라, 웃어야 즐거워지기 때문이다.

잊지 않기 위해 하루에 5분만 웃음 스트레칭에 투자해도 좋다. 웃지 않고 하루 종일 찌푸리고 있으면 얼굴 주변 80여 개의 근육이 굳는다고 한다. 하루 5~10분만 짬을 내 웃음 스트레칭을 해보자. 기분 전환도 되고 웃는 모습도 예뻐진다.

이 밖에도 적극적으로 자신을 표현하는 방법을 익힐 필요가 있다. 자기표현 또는 자기변화란 일상생활에서 근심, 걱정, 불안, 우울 등 부정적인 감정 표현을 줄이고 매사를 긍정적으로 표현하며 환자 자신이 즐거운 마음으로 일상생활이 가능하다고 말할 수 있게 되는 것을 의미한다. 실제로 지속적이고 반복적으로 웃다 보면 기쁨과 즐거움이 몸으로 표현되고, 감사와 용서의 마음이 생기는 것을 느낄 수 있다.

파킨슨병 환자의 수면 관리

　수면은 신체기관이 쉬면서 재충전하고 에너지를 보존하
도록 하는 행위와 시간을 말한다. 적절한 수면은 노인의 건
강을 유지하는 데 필수 요소다. 하지만 노화로 나타나는 수
면 양상의 변화나 각종 질환으로 생긴 수면장애는 노인의
신체적, 심리적 건강뿐만 아니라 사회적 측면에도 부정적
인 영향을 미친다. 수면장애는 연령이 높아짐에 따라 증가
하고, 75세 노인의 1/3 이상이 수면장애로 고통받고 있다고
한다. 수면 문제는 주로 수면 중 자주 깨거나, 수면 시간이
줄어들거나, 잠들 때까지 오래 걸리거나, 낮 동안 졸리거나
무기력해지는 증상이 심해지는 것이다. 우리는 수면을 취
하는 동안 누적된 뇌의 노폐물을 청소한다. 따라서 올바른
수면 습관을 기른다는 것은 뇌를 맑게 만드는 것이다.

　워싱턴 대학교의 연구에 따르면, 수면 효율이 떨어지는
사람은 알츠하이머병에 걸릴 확률이 최대 5배 이상이나 높
아진다고 한다. 우리가 밤에 잠을 잘 때도 뇌는 열심히 일한

다. 뇌척수액이 순환하며 하루 동안 진행한 두뇌 활동에서 생성된 노폐물을 회수하는 것이다. 숙면을 취해야 알츠하이머병의 원인 물질인 아밀로이드 베타 단백을 깨끗이 청소할 수 있다는 의미다. 일본 국립정신·신경의료센터의 연구에 따르면 30분 이내의 낮잠이 알츠하이머병 발병 위험을 1/5로 줄여준다고 한다. 생활 여건상 밤에 충분한 수면을 취할 수 없는 사람이라면 낮잠을 통해서라도 부족한 수면을 보충하자.

노년기에 수면장애를 겪으면 치매로 대표되는 신경 퇴행성 질환이 증가하고, 우울증을 동반한 정신과 질환은 불면증을 유발한다. 불면 증상을 호소하는 사람 중 약 40%는 정신과 질환이 있으며, 역으로 불면 증상이 있는 사람은 향후 주요 우울증과 정신과적 질환이 발병할 가능성이 크다. 파킨슨병 환자도 수면장애를 겪으면 몸과 마음에 모두 심각한 영향을 끼친다.

이처럼 수면장애를 일으키는 요인은 다양하고, 노인의 건강과 삶의 질에 많은 영향을 미치는 것이 바로 수면이다.

피곤하면 잠이 들 테니 큰 문제가 없다는 식으로 생각해서는 곤란하다. 노인의 수면 문제는 운동, 만성질환, 약물 복용, 수면 환경, 수면 위생, 심리적·정신적 요인 등을 포괄적으로 개선해야 해결 가능하기 때문이다. 파킨슨병을 이겨내고 건강한 삶을 살기 위해서는 수면에 관련된 문제를 질병이라 생각하고 관리할 필요가 있다.

수면을 충분히 취하려면 수면 규칙을 잘 따라야 한다. 먼저 숙면을 위해 향상성을 유지하는 것이 필요하다. 어쩔 수 없는 경우를 제외하고 낮잠은 피한다. 만일 참을 수 없이 졸린다면 아침에 일어난 다음 최소한 5~8시간이 지난 후 10~20분 정도로만 잠깐 낮잠을 자는 것은 허용한다.

그리고 잠자리에 눕는 시간을 일정하게 해야 한다. 만약 어떤 식으로건 하루에 8시간 이상을 잠자리에 누워 있지 않는다면 그 약속을 규칙적으로 지키는 것이다. 기상 시간 또한 일정한 것이 좋다. 이는 평일은 물론 주말과 휴일에도 해당된다. 이 말은 설사 전날 늦게 잤더라도 다음 날 똑같은 시간에 일어나는 것이 좋다는 뜻이다.

매일 규칙적으로 운동하는 것도 대단히 중요하다. 하루 40분 정도 운동을 하는 것이 좋으며, 잠자리에 들기 최소 4~5시간 이전까지는 운동을 마쳐야 한다. 경직 등이 일어나는 무릎, 발가락, 발목, 허벅지 등의 근육을 손으로 풀어주는 것도 도움이 된다. 이를 위해 잠자리에 들기 2시간 전에 약 30분간 뜨겁지 않은 물에 목욕을 해서 근육을 풀어주고 체온을 1~2℃가량 올리면 숙면에 큰 도움이 된다.

잠을 이루지 못하게 하는 커피, 초콜릿, 녹차 등 카페인이 든 음식도 피해야 한다. 숙면을 취하고 싶다면 잠들기 전에는 이런 음식을 가까이하지 않는 것이 좋다. 흡연자라면 잠들기 최소한 3~4시간 전에는 담배를 피우지 말아야 한다. 물론 완전히 끊는 것이 좋다. 카페인이 든 음식은 오후부터는 아예 먹지 않는다. 술은 수면을 유도하는 것처럼 보이지만 사실은 깊은 수면을 취하지 못하도록 방해한다. 그리고 수면 후반에 잠을 자주 깨게 만들기 때문에 가급적이면 먹지 않도록 하며, 불가피한 경우 적절하게 조절한다.

잠자기 3시간 전에는 사실 아무것도 먹지 않는 것이 좋다. 어떤 사람들은 간단한 간식은 괜찮다고 생각하는데, 실제로 무엇이건 잠자리 들기 전에 먹으면 위가 운동을 해야 하기 때문에 잠들기 어렵고 위장장애가 발생할 수도 있다. 반대로 어떤 사람들은 배가 고파서 잠을 자지 못한다고 하는데, 이럴 경우 칼로리가 낮거나 위에 부담을 주지 않는 천연 재료로 만든 과자나 두유 등을 먹는다.

잠이 안 온다고 해서 시계를 자주 보면 더 잠을 못 자게 된다. 따라서 시계를 잠자리에서 보이지 않는 곳에 두고 밤에 일어나더라도 시계를 보지 않는 것이 좋다. 침실 환경은 어둡고 조용하고 환기가 잘되며 실내 온도가 쾌적하게 유지되도록 하고, 잠들기 위해 필요하다면 귀마개나 눈가리개를 사용하는 것도 좋다. 수면에 대단히 민감해 밤에 화장실에 갈 때 불을 켜고 다녀오면 다시 잠들기 어려운 사람도 있다. 이런 경우를 대비해 주변에 작은 조명을 준비해두는 것이 좋다.

만약 밤에 자주 깬다면 억지로 자려고 하지 말고 긴장을 풀고 일어나서 단순 작업을 반복하면 지루함을 느껴 다시 잠자리에 들 수 있게 된다. 불면증이나 수면장애가 있는 사람들은 가급적 집 외에서 자는 것을 삼가는 것이 좋다. 집에서 잘 때도 잠자리는 반드시 잠자기 위해서만 이용하며 잠자리에서 일하거나 다른 행동을 하면 잠을 자지 못하는 습관이 형성된다. 그리고 잠자리는 너무 딱딱하거나 푹신하지 않도록 하고 베개는 높이와 견고성이 적당한 것을 사용한다.

숙면을 부르는 족욕(각탕, 脚湯)

족욕의 주요 목적은 발한을 위한 것으로 반신욕과 같이 하반신을 따뜻하게 함으로써 혈액순환장애를 초래하는 냉기를 없애고 머리는 차갑고 발은 따뜻하게 하는 두한족열(頭寒足熱) 상태의 건강 욕법이라고 할 수 있다. 일반적으로 목욕을 그다지 반기지 않거나, 반신욕을 하면 현기증이 나고 답답해서 견디기 힘든 사람, 혈압이 정상적이지 않아 목욕 방법에 신경 써야 하는 사람이 무리 없이 적용하기 좋은 목욕법이다.

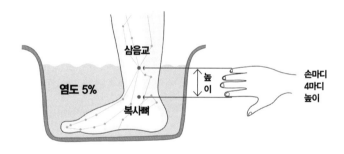

① 양동이에 40℃ 정도가 되는 더운물을 준비한다.
② 눕거나 앉아서 무릎 아래까지 물속에 잠기도록 한다.

③ 족욕을 하는 20분 동안 물 온도를 조금씩 높여준다. 40℃에서 5분, 41℃에서 5분, 42℃에서 5분, 43℃에서 5분, 이렇게 총 20분 동안 담그는 것이다. 그런데 물을 데워서 하는 경우라면 온도를 정확히 맞추기가 쉽지 않으므로 따로 온도계를 준비하거나 발을 넣어 적절한 온도를 찾아야 한다. 뜨거운 물의 보충은 주전자에 물을 따로 끓여두거나 받아두고 조금씩 더하는 식으로 하면 된다.

④ 20분간의 족욕이 끝나고 나면 2~3분 정도 미지근한 물에 발을 담그는데, 긴장이 풀리고 근육이 이완된 상태에서 움직이면 발목에 무리를 줄 수 있기 때문이다. 단, 잠자기 바로 전에 한다면 미지근한 물에 발을 담그는 것을 생략할 수 있다.

⑤ 물에서 발을 뺀 후 물기를 잘 닦고 편히 누워 쉬면서 모관운동(바로 누운 상태에서 팔과 다리를 위로 곧게 들어 몸을 'U'자 모양으로 만들고 팔과 다리를 흔들어주는 운동법)을 하면 혈액순환을 개선해 양질의 수면을 취할 수 있다.

Plus Tip | 1

족욕을 하면 평소에는 자세히 보지 않았던 발을 유심히 볼 기회가 주어진다. 이때 발의 상태로 자신의 건강을 가볍게 진단해보자.

① 발가락이 누렇게 변했다면 신장과 간장이 약해졌을 가능성이 높다. 혈액 속 독소가 완전히 분해되지 못하기 때문에 누렇게 변하는 것이다.
② 발이 자주 많이 붓는다면 간 기능 저하를 의심해보자. 피로하면 누구에게나 나타나는 증상이지만, 자고 일어나서도 이런 증상이 지속되면 간 기능이 저하되었다고 할 수 있다.
③ 발이 저리다면 혈액순환 저하를 의심해봐야 한다. 비만인 사람에게 특히 잘 나타나는 증상으로, 심장병이나 고혈압이 따를 수 있다.
④ 발이 너무 차다면 주의하자. 발이 찬 여성은 냉증에 걸리기 쉽다. 신체가 허약한 사람들이 발이 찬 경향이 있다.
⑤ 뒤꿈치나 엄지발가락에 변화가 생겼다면 당뇨병을 의심하고 병원을 방문하자. 우리 몸의 당분은 인슐린과 아드레날린의 상호 견제로 균형을 유지한다. 뒤꿈치에 이상이 생기면 아드레날린의 과잉 분비에 의한 당뇨병을, 엄지발가락에 이상이 생기면 인슐린 부족에 의한 당뇨병을 의심할 수 있기 때문이다.

족욕을 할 때 안에 함께 넣어주면 좋은 재료 주머니를 소개하면 다음과 같다. 집에서 만들기 쉬운 것과 계절별로 구하기 좋은 것을 미리 구해두었다가 말려서 쓰도록 하자.

• 솔잎 : 심신 안정에 효과적이며 신경통·류머티즘·냉증 완화에 좋다.
• 구기자 : 피부를 투명하고 맑게 가꿔주며, 누적된 피로를 풀어주는 효과가 있다. 구기자 30알 정도를 면에 넣어 우린다.
• 당근 : 풍부한 베타카로틴이 항산화 작용을 촉진해 몸의 저항력을 높여준다. 당근을 잘게 썰어 달인 물을 희석해서 사용한다.
• 꿀 : 보습 효과가 있다. 따뜻한 목욕물에 2티스푼을 풀어준다.
• 수박 : 칼륨, 미네랄이 듬뿍 들어 있다. 껍질의 흰 부분은 보습·진정 작용을 하기에 다리 부종 해소에 효과적이다. 하얀 속껍질을 곱게 채 썰어 우려낸다.
• 사과 : 피부에 탄력을 주고 신진대사를 촉진하는 데 좋다. 사과를 자르거나 믹서에 간 즙을 주머니에 담아 우린다.
• 오이 : 미백·보습·피부 진정 효과가 탁월하다. 오이는 갈아서 사용한다.

- 율무 : 관절염, 류머티즘, 근육통 등에 좋고, 이뇨 작용과 신
  진대사 촉진 작용으로 몸속 노폐물 배출을 활성화한다. 율
  무 가루를 주머니에 넣어 우려낸 물로 족욕하고 그대로 발
  을 말린다.
- 유자 : 구연산, 비타민 C, 칼슘 등이 다량 함유되어 있다. 혈
  액순환을 촉진한다.
- 소금 : 소독 효과가 있고, 손발이 차가워 잠을 이루지 못하
  는 사람에게 좋다.

숨 쉬는 건강한 뇌를 만드는
3·3·3 파킨슨병 프로그램

파킨슨병은 인류가 정복하지 못한 병인 만큼 예방과 관리가 중요하게 여겨지는 퇴행성 뇌질환으로, 뇌의 문제로 나타나지만 시간이 지나면서 온몸으로 진행되기 때문에 조기에 발견해서 관리하는 것이 중요하다. 파킨슨병에 걸렸다면 더 이상 진행되지 않도록 억제하는 치료가 필요하고, 파킨슨병으로 나타나는 증상을 개선해 발병 이전 상태로 회복할 수 있도록 해야 한다.

파킨슨병의 원인은 다양하고 복합적이기에 MRI나 CT 등의 검사만으로는 진단할 수 없다. 뇌 검사상 문제가 없어도 파킨슨 증상이 나타나는 경우가 많으므로, 부분적으로 증상을 확인하기보다는 다각도의 종합검사 과정을 통해 정확한 진단이 이루어져야 하며, 개인별로 다르게 나타나는 파킨슨병의 원인을 분석해 그에 맞추어 치료가 이루어져야 한다.

필자의 병원에서는 파킨슨병에서 나타나는 여러 가지 문제점을 개선하기 위해 3·3·3 파킨슨병 통합 치료 프로그램을 시행하고 있다. 이 치료 프로그램은 뇌에 영향을 주는 마음과 몸의 요소를 모두 살펴보고 각 기능을 통합적으로 개선함으로써 파킨슨병의 진행을 막고 증상을 완화해준다.

파킨슨병은 뇌, 마음, 몸을 돌보는 동시적 치료가 함께 이루어져야 악순환의 고리를 끊을 수 있다. 숨 쉬는 건강한 뇌를 만들기 위해서는 신체적인 뇌 기능 문제뿐만 아니라, 정신적인 뇌와 몸의 균형까지 고려해야 한다. 즉 신체적인 뇌 기능 문제가 정신적 뇌 기능(마음)에 문제를 야기하고, 이는 다시 몸의 균형을 해치는 등 뇌와 마음과 몸이 서로 영향을 주고받는 반복적인 악순환의 사슬이 발생한다. 따라서 이런 반복적인 악순환의 연결 고리를 끊기 위해 뇌와 마음과 몸의 동시적 치료가 이루어져야 한다.

원래 파킨슨병은 약물치료가 최우선시된다. 레보도파를 통해 도파민 양을 늘리는 방법을 사용한다. 그러나 레보도파가 마냥 좋은 것만은 아니다. 시간이 지나면서 약물 반응이 점차 떨어지고, 부작용이 나타나며 약물 반응도 일정하게 나타나지 않기 때문이다. 그렇기에 단순히 약물에만 의존하기보다는 파킨슨병의 원인을 찾아 개선하는 방식으로 치료가 이루어지도록 해야 한다.

그래서 필자는 파킨슨병을 치료할 때, 뇌 신경세포의 노화를 방지하고 활성을 촉진하는 동시적 통합치료를 시행한다. 파킨슨병은 뇌신경 질환이고, 만성적으로 나타나기 쉽다. 그만큼 지속적인 관리와 치료가 굉장히 중요하다. 그래서 인지기능장애와 운동기능장애를 개선하고, 뇌세포 소실을 예방해 파킨슨병의 진행 속도를 늦추는 데 초점을 맞추었다. 또 몸과 마음의 문제에서 기인하기도 하기에, 몸의 기력을 채우고 긍정적인 사고 전환에 도움을 주어 치료 의욕과 약물 순응도를 높이는 데 중점을 둔다. 한의학, 서양의학적 기반 치료뿐 아니라 자가 치유 능력의 향상을 통한 치료 효과 극대화를 위해 마음 치료와 홈 케어를 함께 함으로써 뇌, 마음, 몸을 아우르는 동시적 통합치료를 통해 파킨슨병을 극복하는 것이 바람직하기 때문이다.

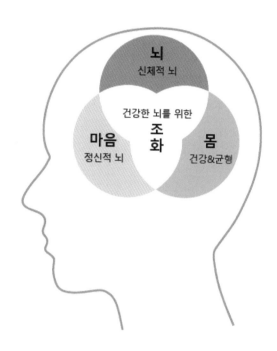

사실 파킨슨병은 치료하기 어려운 질환 중 하나다. 이는 뇌에 물리적 손상이 일어나면 되돌리기 어렵기 때문이다. 그러나 여러 단계를 거쳐 발전되는 기간에 예방하고 치료하면 난치성 질환이더라도 치료가 불가능한 것만은 아니다. 뇌의 물리적 손상이 일어나기 전 단계의 치료, 즉 예방이 가장 좋은 치료법이다.

파킨슨병
실제 치료 사례

만 72세 남성 - 강원도

치료 전 ······

내원 당시 파킨슨병의 3대 증상인 진전, 근육 강직, 그리고 행동이 느려지는 서동증 증상이 나타났고 뇌졸중 초기 증상도 같이 왔다. 이 환자는 진전 증상이 나타나자마자 소올한의원을 방문해 치료의 골든타임을 놓치지 않고 조기 발견, 조기 치료를 했기 때문에 빠르게 회복된 케이스다.

치료 후(3·3·3 통합치료 3단계[9개월])

소올한의원의 대표적인 치료법이자 2019년 ISO 국제표준화 인증을 획득한 3·3·3 통합치료(뇌와 마음, 몸을 3단계에 걸쳐서 동시에 치료하는 9개월간의 3·3·3 파킨슨병 치료 프로그램)와 가정치료인 명상, 음식, 생활 습관, 운동, 취미 활동 처방을 했다. 병원치료와 가정치료를 병행하고 이후 3개월마다 정기적으로 평생 검진을 시행하고 있다. 현재 진전,

강직, 서동의 증상이 대부분 없어져 일상생활에 큰 지장이 없고, 음식, 운동 등 생활 습관 관리를 잘한다면 큰 문제가 없을 정도로 회복되었다.

만 69세 남성 - 서울시

치료 전

처음 내원 시 기준으로 3년 전 뇌경색 진단을 받은 데 이어 1년 전 파킨슨병 진단을 받았다. 몸, 특히 한쪽 손이 많이 떨리고 근육 강직 증상도 있었으며 행동이 느려지는 서동증 증상이 심했다. 그리고 매일 균형을 잘 못 잡고 어지럼증을 호소했다. 근육통도 심했는데, 다른 종합병원에서 파킨슨병으로 진단받고 치료받다가 호전되지 않아 소울한의원에 내원했다.

치료 후(3·3·3 통합치료 3단계[9개월])

소올한의원 고유의 3·3·3 통합치료, 마음과 몸을 같이 치료하는 심신의학적 치료의 도움을 많이 받은 케이스다. 즉 뇌를 움직이는 마음을 잘 다스림으로써 신체적 뇌와 몸의 건강을 되찾아 파킨슨병을 적절하게 극복한 케이스다. 환자가 파킨슨병에 걸렸지만 낙담하지 않고 늘 웃으며 병원치료와 가

정치료 처방을 잘 지켜 파킨슨병의 악화를 막고 빠르게 회복
된 사례다. 현재는 한쪽 손이 심하게 떨리는 증상과 근육 강
직 증상이 많이 좋아졌다. 행동이 느려지는 서동증도 매우
호전된 상태다. 또 균형을 잘 못 잡고 어지럼증이 심한 증상
도 거의 없어져 환자의 만족도가 높다.

만 67세 남성 – 충북

치료 전

처음 내원할 당시 2011년 파킨슨병을 진단받고 병원에서 양약을 처방받아 복용해왔으나 약속을 잊어버리는 등 인지장애와 언어장애가 심했다. 그리고 방향감각 저하 등의 공간 지각 능력도 떨어져 있었다. 또 항상 무기력하며 걷기가 조심스러울 정도로 보행이 힘들었다. 걸을 때 보폭이 좁아졌으며 관절의 강직 증상이 심했다. 행동이 느려지는 서동증도 매우 심했다.

치료 후(3·3·3 통합치료 3단계[9개월])

3·3·3 통합치료와 가정치료인 명상, 음식, 생활 습관, 운동, 취미 활동 처방을 실시했다. 이후 병원치료와 가정치료를 병행하고 3개월마다 정기적으로 평생 검진을 시행하고 있다. 현재 약속을 잊어버리는 인지장애와 언어장애가 많이 개선되어 일상생활에 큰 지장이 없을 정도로 회복되었다. 방향감

각 저하도 상당 부분 개선되었으며, 무기력하고 보행이 힘든 증상도 개선되어 몸과 마음에 활기가 생겼고, 서동증도 일상 생활에 지장이 없을 정도로 개선되었다. 앞으로도 지속적으로 검진해 관리만 잘하면 파킨슨병이 악화되는 것을 방지해 삶의 질을 향상시킬 수 있을 듯하다.

만 59세 여성 - 인천시

다른 병원에서 2019년 3월에 파킨슨병 초기 진단을 받고 양약을 복용했으나 증상이 더 악화되고 부작용이 생겨 복용을 중지하고 바로 소올한의원을 찾았다. 처음 내원할 당시 오른쪽 손이 떨리고 힘이 없어 양치질과 식사조차 하기 힘든 상태였으며, 스트레스로 입맛이 떨어져 음식을 잘 먹지 못했다. 또 행동이 느려지는 서동증이 있었으며, 새벽에 열이 나서 잠을 못 자고 열을 내리는 데 4시간이 소요될 정도였다. 다리 떨림 증상도 가끔 있었다. 혈압도 높았으며, 아침에 일어날 때 숨이 찬 증상이 있었다.

한방 신경 인지 기능 검사와 한방 뇌의학 검사를 한 결과 뇌반응 시간이 매우 낮게 나왔으며, 수지력 검사에서 평균 이하의 점수가 나왔다. 뇌신경 운동 속도, 뇌 처리 속도, 뇌 운동 속도가 모두 낮다는 검진 결과가 나왔다. 소올한방종합검진 결과를 분석해보니 한의학적 진단으로 파킨슨병이 중기에서 말기로 가는 상태였다.

치료 후(3·3·3 통합치료 3단계[9개월])

3·3·3 통합치료, 마음과 몸을 같이 치료하는 심신의학적 치료를 받아 잘 극복한 케이스다. 3단계에 걸친 치료를 받은 후 오른쪽 손 떨림과 힘이 빠지는 증상이 많이 개선되어 현재는 양치질과 식사는 큰 지장 없이 할 수 있는 상태다. 심신의학적 치료를 통해 스트레스 조절이 안 되는 자율신경계 실조증 증상도 많이 호전되었다. 자율신경계가 안정되면서 서동증 증상도 호전되어 일상생활에 지장이 없을 정도로 회복되었다. 덕분에 환자와 보호자의 만족도가 매우 높다.

만 67세 여성 - 제주도

치료 전

처음 내원할 당시 2018년 파킨슨병을 진단받고 병원에서 양약을 처방받아 복용해왔으나 오른쪽 다리가 누우면 괜찮은데 세우면 많이 떨리는 증상이 있었다. 아울러 변비가 심해 변비약을 복용해야 겨우 변을 볼 수 있을 정도였다. 잠은 하루 3시간 정도밖에 못 잤으며, 항상 자세가 구부정하게 굽어 일상생활에 많은 불편함이 있었다. 혈액검사 결과 총 콜레스테롤과 나쁜 콜레스테롤이 정상 범위보다 높았다.

치료 후(3·3·3 통합치료 3단계[9개월])

환자가 3·3·3 통합치료를 잘 따라와주었다. 가정치료인 명상, 음식, 생활 습관, 운동, 취미 활동 처방도 환자와 보호자가 잘 협조해 순조롭게 실천했다. 이렇게 의사와 환자, 보호자가 서로 한마음으로 잘 협조하면 증상이 억제되고 일부 호전되기도 하니 파킨슨병이 난치병이라고 해서 절대로 낙담하거나 좌절해서는 안 된다. 현재는 오른쪽 다리가 떨리는 증상이 거의 회복되었으며, 변비도 많이 개선되어 큰 불편함이 없을 정도로 회복되었다. 이제는 잠도 하루 7~8시간 정도 잘 수 있게 되었고, 구부정한 자세도 많이 교정되었다.

만 57세 남성 – 경남

내원하기 3~4년 전부터 이명증이 있었고, 2018년 다른 뇌 전 문 병원에서 파킨슨병 진단을 받고 치료받았으나 호전되지 않 아 소올한의원에 내원했다. 오른쪽 손 떨림 증상이 있었고 오 른쪽 손과 어깨, 그리고 발목, 발가락에 강직 증상이 있었다. 서동증도 있었고 걸을 때 균형감각이 많이 떨어져 있었으며, 혀끝이 마비되고 머리를 떠는 증상과 어지럼증이 있었다.

한방 신경 인지 기능 검사와 한방 뇌의학 검사를 한 결과 뇌신 경인지지수(NCI), 종합 기억력, 언어 기억력, 뇌신경 운동 속 도, 뇌 반응 시간, 뇌 운동 속도 등 6개 항목은 '매우 낮음'으로 나왔고 뇌 처리 속도, 시각 기억력 등 2개 항목이 평균 이하로 나왔다. 소올한방종합검진 결과를 분석해보니 한의학적 진단 으로 파킨슨병이 중기에서 말기로 가는 상태였으며, 일부 치 매 초기 증상이 있는 것으로 나타났다.

치료 후(3·3·3 통합치료 3단계[9개월])

파킨슨병이 중기에서 말기로 가는 상황이라서 3·3·3 통합치료를 다른 환자들보다 좀 더 높은 강도로 실시했다. 아울러 가정치료인 명상, 음식, 생활 습관, 운동, 취미 활동 처방도 보호자의 협조를 통해 매우 철저하게 실시했다. 다행히 보호자가 매일 번갈아가며 가정치료 처방을 철저하게 실천해 현재는 파킨슨병이 초기 상태로 호전되었다. 오른쪽 손 떨림 증상, 오른쪽 손과 어깨, 그리고 발목, 발가락에 나타나던 강직 증상이 많이 완화되었다. 서동증과 걸을 때 균형감각이 많이 떨어지는 증상, 혀끝이 마비되고 머리를 떠는 증상, 어지럼증도 많이 개선되었다. 지금처럼 병원치료와 가정치료를 철저하게 병행하면 중기에서 초기 단계로 완화하고 치료하는 것이 가능하다.

만 65세 남성 – 전남

....

2012년 5월에 타 병원에서 파킨슨병 진단을 받았으나 치료가
잘 되지 않아 소올한의원에 내원했다. 당시 같은 자세로 있으
면 왼쪽 발이 불편하고 왼쪽 발과 다리가 끌리는 느낌이 드는
증상이 있었다. 그리고 몇 년 전부터는 자세가 오른쪽으로 기
우는 증상도 생겼다. 환자는 특히 몸이 피곤할 때와 긴장할 때
이런 증상이 더 심해진다고 호소했다.

한방 신경 인지 기능 검사와 한방 뇌의학 검사를 한 결과 뇌
반응 시간이 낮게 나왔으며 전두엽 기능이 심하게 저하되었고
연속 수행 능력이 평균 이하로 떨어져 있었다. 소올한방종합
검진 결과를 분석해보니 한의학적 진단으로 파킨슨병이 초기
에서 중기로 가는 상태로 진단되었다.

치료 후(3·3·3 통합치료 3단계[9개월])

소올한의원의 3·3·3 통합치료와 가정치료인 명상, 음식, 생활 습관, 운동, 취미 활동 처방을 실시했는데, 다행히 환자 본인이 치료 의지가 강해 철저하게 잘 실천되었다. 특히 이 환자의 경우는 근육 강화로 운동 처방을 했는데, 매우 잘 실행해 근육에 힘이 생겼고, 특히 다리와 발 근육에 힘이 많이 붙으면서 발이 불편하고 왼쪽 발과 다리가 끌리는 느낌이 드는 증상도 많이 줄어들어 일상생활에 지장이 없을 정도로 회복되었다. 3단계 치료 이후에도 3개월마다 정기적으로 내원해 평생 검진과 관리 프로그램(뇌 건강 약차인 '소올차' 복용 및 파킨슨병을 악화시키는 미세 먼지 제거 약차 처방)을 시행하고 있다.

만 53세 여성 - 전북

처음 내원할 당시 오른쪽 엄지손가락 떨림이 매우 심해 다른 병원에서 파킨슨병 진단을 받고 치료받다가 호전되지 않아 내원했는데, 10년 전부터 천식을 앓아왔다. 혈액검사에서 총 콜레스테롤과 나쁜 콜레스테롤 수치가 정상 범위보다 높게 나왔다. 한방 신경 인지 기능 검사와 한방 뇌의학 검사를 한 결과 복합 주의집중력, 인지 유연성, 집행 기능 등 3개 항목은 매우 낮음으로 나왔고, 뇌신경인지지수(NCI), 언어 기억력 등 2개 항목이 낮음으로 나왔으며, 뇌 반응 시간은 평균 이하로 나왔다. 소올한방종합검진 결과를 분석해보니 한의학적 진단으로 파킨슨병이 초기에서 중기로 가는 상태였으며, 일부 치매 초기 증상이 있는 것으로 나타났다.

치료 후(3·3·3 통합치료 3단계[9개월])

다른 병원에서 증상이 호전되지 않아 3·3·3 통합치료와 가정치료인 명상, 음식, 생활 습관, 운동, 취미 활동 처방을 실시했다. 환자가 병원치료와 가정치료를 소중하게 생각하고 느긋한 마음으로 잘 실천해 3단계 치료 후에는 여러 증상이 일상생활에 지장이 없을 정도로 개선되었다. 오른쪽 엄지손가락 떨림이 매우 심했는데, 현재는 떨림이 눈에 띄게 감소했다. 처음 내원 시에는 한의학적 진단으로 파킨슨병이 초기에서 중기로 가는 상태였지만, 현재는 초기 상태로 억제되었다. 또 기억력과 인지 기능도 많이 향상되어 일상생활에 지장이 없을 정도로 회복되었다.

현재는 3개월마다 정기검진을 받고 뇌질환 특화 자극 침치료, 한방온열(왕뜸)치료, 명상향기치료, 한방고압산소치료, 한방비훈치료 등 평생 관리치료 프로그램으로 관리를 잘해오고 있다.

Foreign Copyright:
Joonwon Lee
Address: 3F, 127, Yanghwa-ro, Mapo-gu, Seoul, Republic of Korea
            3rd Floor
Telephone: 82-2-3142-4151, 82-10-4624-6629
E-mail: jwlee@cyber.co.kr

한의학박사&의학박사의 진단·치료·관리·예방 실천법

뇌박사 박주홍의 파킨슨병 이야기

2020. 8. 5. 초 판 1쇄 발행
2022. 11. 1. 초 판 2쇄 발행

지은이 │ 박주홍
펴낸이 │ 최한숙
펴낸곳 │ BM 성안북스

주소 │ 04032 서울시 마포구 양화로 127 첨단빌딩 3층(출판기획 R&D 센터)
      │ 10881 경기도 파주시 문발로 112 파주 출판 문화도시(제작 및 물류)
전화 │ 02) 3142-0036
     │ 031) 950-6378
팩스 │ 031) 955-0808
등록 │ 1978. 9. 18. 제406-1978-000001호
출판사 홈페이지 │ **www.cyber.co.kr**
도서 문의 이메일 주소 │ smkim@cyber.co.kr
ISBN │ 978-89-7067-391-2 (13510)
정가 │ **16,000원**

이 책을 만든 사람들
총괄 │ 김상민
교정 │ 이정현
본문·표지 디자인 │ 디박스
홍보 │ 김계향, 유미나, 이준영, 정단비, 임태호
국제부 │ 이선민, 조혜란
마케팅 │ 구본철, 차정욱, 오영일, 나진호, 장경환, 강호묵
마케팅 지원 │ 장상범, 박지연
제작 │ 김유석

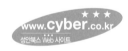

■ 도서 A/S 안내

성안당에서 발행하는 모든 도서는 저자와 출판사, 그리고 독자가 함께 만들어 나갑니다.
좋은 책을 펴내기 위해 많은 노력을 기울이고 있습니다. 혹시라도 내용상의 오류나 오탈자 등이
발견되면 "좋은 책은 나라의 보배"로서 우리 모두가 함께 만들어 간다는 마음으로 연락주시기
바랍니다. 수정 보완하여 더 나은 책이 되도록 최선을 다하겠습니다.
성안당은 늘 독자 여러분들의 소중한 의견을 기다리고 있습니다. 좋은 의견을 보내주시는 분께는
성안당 쇼핑몰의 포인트(3,000포인트)를 적립해 드립니다.
잘못 만들어진 책이나 부록 등이 파손된 경우에는 교환해 드립니다.